AF569591

Spagyrik in Balance

Band 1:
Geistige Gesetze des Lebens

Roland Lackner
Olivier Stasse

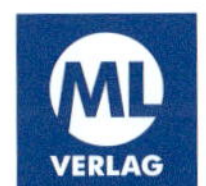

Die Autoren Roland Lackner und Olivier Stasse
sind erreichbar unter www.spagyrikinbalance.com

2. Auflage 2015

Druck: Generál Nyomda Kft., H-6727 Szeged

Titelbild: © Diezer – fotolia.com

www.ml-buchverlag.de

ISBN: 978-3-944002-79-8

Inhalt

Vorwort

Die geistigen Gesetze des Lebens können Sie als universelle Spielregeln ansehen, die jeden Menschen und alles, was sich im Kosmos befindet, betreffen. Unabhängig von der Konfession, philosophischen Prinzipien oder geistiger Ausrichtung. Sie sind häufig in mehr oder weniger verschlüsselter Form in allen religiösen und philosophischen Schriften anzutreffen. Wenn Jesus davon spricht, man solle seine Feinde lieben, meint er, dass wir die Projektionen auf andere Menschen bleiben lassen sollen, und uns statt dessen den unerlösten Schatten in unserem Inneren anschauen. Wenn Sie den Schatten aus seinem unbewussten Platz ins Licht Ihrer Bewusstheit geholt haben, ist der Feind vielleicht gar nicht mehr sichtbar, da er nur eine Projektion Ihres Inneren war.

Niemand kann sich Ihnen entziehen. Die Sonne geht sowohl über den Gerechten wie auch den Ungerechten auf. Ebenso ist es mit den kosmischen Gesetzmäßigkeiten. Jeder ist davon betroffen. Egal, ob Sie die Regeln kennen, sich der Gesetze überhaupt bewusst sind oder Sie schon lange anwenden. Die Gesetze sind unpersönlich, und treffen Sie auch, wenn Sie sich in bester Absicht mal wieder aus einem Lebenskonzept herausschleichen oder Ihren Schatten ignorieren möchten. Spielregeln dienen dazu, klar zu machen, was für alle Beteiligten an einem Spiel gilt. Wir spielen alle das Spiel des Lebens im Kosmos, alles ist miteinander verbunden, und alles hat Auswirkungen auf jeden.

Nehmen Sie als Beispiel die Umweltverschmutzung. Auch hier gelten die kosmischen Gesetzmäßigkeiten. Wie oben, so unten. Alles, was Sie im Haushalt in den Ausguss schütten, wird irgendwann einmal durch den Wasserhahn wieder zu Ihnen gelangen. Die ganze Batterie an chemischen Kampfwaffen, mit denen wir jeden Tag eigentlich harmlosen Hauskeimen den Garaus machen. Die Tenside, die die Wäsche strahlend weiß erscheinen lassen. All diese Dinge landen als nun informiertes Wasser, und im schlimmsten Falle als chemische Substanz im

Trinkwasser wieder da, wo Sie entstanden sind. Bei Ihnen, in Ihrem Haus, in Ihrer Wohnung. Vielen Menschen sind diese Regeln entweder nicht bekannt, oder sie haben nur eine ungefähre Ahnung davon, wie diese wohl aussehen könnten. Deshalb werden wir Ihnen auf den folgenden Seiten diese Gesetze erklären. Wenn man die Spielregeln kennt, macht das Spiel auch mehr Spass. Und man ist gewappnet für die Schicksalsschläge, die man oft schon unter der Kenntnis der Gesetzmäßigkeiten weit vorher erahnen oder sogar voraussagen kann.

Gehen Sie zuerst das Inhaltsverzeichnis mit den aufgelisteten Gesetzen durch. Lassen Sie sich intuitiv zu dem Gesetz führen, dass Ihre Aufmerksamkeit fesselt. Und lesen Sie sich dann dieses Kapitel genau durch. Wenn Sie jetzt immer noch eine Resonanz verspüren, können Sie nun die im Kapitel beschriebenen kinesiologischen Übungen durchführen oder sich die angegebenen Rezepturen in einer Apotheke, die die Essenzen der Firma Phylak führen, herstellen lassen.

Apotheken, die diese Essenzen führen, finden Sie unter www.phylak.de/apotheken. Dort können Sie unter Eingabe Ihrer Postleitzahl die Ihnen am nächsten zugeordnete Apotheke finden, die Ihnen die im Buch enthaltenen Rezepturen herstellen kann.

Ich habe mich entschlossen, die Einnahme mit kinesiologischen Übungen begleiten zu lassen, da die Wirkung der Rezepturen bei bewusster Einnahme extrem verstärkt werden kann.

Einleitung

Spagyrik

Die Spagyrik ist eine alte europäische Heilmethode, die auf Paracelsus, einen großen und zu seiner Zeit umstrittenen Heiler des Mittelalters, zurückgeht. Dabei wird der Mensch im Verhältnis zum kosmischen Geschehen, zum göttlichen Wirken in seinem Leben und zu seiner Umwelt sowie in der Ganzheit aus Körper, Seele und Geist wahrgenommen.

Das Wort Spagyrik stammt aus dem Griechischen und bedeutet „trennen und wieder zusammenfügen". In einem alchemistischen Prozess werden die einzelnen Bestandteile der Pflanze getrennt und danach wieder zusammenfügt. Dabei werden auf die Pflanze einwirkende Umwandlungskräfte, die auch natürlicherweise in der Natur vorkommen, im Labor beschleunigt und dynamisiert.

Um ein solches spagyrisches Heilmittel zu gewinnen, wird die Pflanze im ersten Schritt in die Aspekte von „Geist (Spirit)", „Seele" und „Körper" zerlegt. Bei der spagyrischen Zubereitung gelten folgende Entsprechungen:

- „Geist": alkoholischer Auszug aus der Pflanze
- „Seele": ätherisches Öl
- „Körper": getrocknete Pflanzenbestandteile, wobei nach der Veraschung die Einzelbestandteile der Pflanze frei werden.

Nach dieser Auftrennung der Pflanze findet im zweiten Schritt die „alchemistische" Wiedervereinigung aller Pflanzenbestandteile statt, die sich in ihrer einzelnen Struktur entwickeln und festigen konnten und nun ein stabiles und harmonisches Ganzes ergeben. So konnten im Inneren der Pflanze ruhende Kräfte freigesetzt werden. Die neu gewonnene Harmonie und Ordnung können helfen, Menschen tiefgreifend auf allen Ebenen ihres Seins zu heilen. Es ist ein energetisch potenziertes Heilmittel entstanden, das den Menschen auf seinem Lebensweg begleiten und – je nach Dosierung – in Körper, Geist oder Seele umfassende Wirk- und Selbstheilungskräfte freisetzen und wesentliche Heilwerdungsprozesse einleiten kann.

Im Laufe der Zeit haben sich verschiedene spagyrische Richtungen ausgebildet. Die von mir angewandte und in diesem Buch beschriebene Spagyrik ist die der Firma Phylak Sachsen GmbH, die auf den Arzt Carl Friedrich Zimpel zurückgeht. Er definierte einen Herstellungsprozess für die einzelnen Essenzen, auf dessen Grundlage noch heute spagyrische Mittel hergestellt werden. Die Firma Phylak stellt nach diesem im Homöopathischen Arzneibuch (HAB 25/26) beschriebenen Verfahren Essenzen einzelner Pflanzen her, die untereinander je nach Krankheitsbild, Patientenanamnese und Wunsch des Verwenders gemischt werden können.

Die Rezepturen in diesem Buch sind immer mit dem Hinweis „Rezeptur Phylak Sachsen GmbH" versehen, damit in der Apotheke zweifelsfrei eine korrekte Rezeptur hergestellt werden kann. Ähnliche oder gleiche Pflanzen werden auch von anderen Firmen spagyrisch aufbereitet und als Einzelessenzen angeboten. Die gleichen Pflanzen unterschiedlicher Firmen können jedoch nicht ohne Weiteres miteinander verglichen werden. Die Wirkungsweise einer Pflanze ist durch die Art des spagyrisch-alchemistischen Prozesses bei der individuellen Herstellung definiert. Zwar ist der Herstellungsprozess im Homöopathischen Arzneibuch (HAB 25/26) für die Spagyrik nach Zimpel einheitlich geregelt, doch gibt es in energetischer Hinsicht Unterschiede zwischen den Herstellern. Somit kann sich auch die energetische Wirkung der Essenz einer bestimmten Pflanze je nach Hersteller unterscheiden.

Die Spagyrik arbeitet vorwiegend mit heimischen, aus dem europäischen Raum stammenden Pflanzen. Dies ist meiner Meinung nach ein wichtiger Aspekt zur Anwendung dieser Methode. Ich bin der Meinung, dass jede Krankheit mit Energien behandelt werden sollte, die aus dem traditionellen und räumlichen Hintergrund des erkrankten Menschen stammen. So ist die Frage, ob zum Beispiel eine pflanzliche Heilmethode, bei der alle Heilpflanzen aus einem Land wie Indien stammen, in dem ein völlig anderes Klima herrscht und sich die Menschen anders ernähren als in Europa, für uns Mitteleuropäer geeignet ist. Es ist nicht auszuschließen, dass unser Körper auf energetischer Ebene mit fremden Heilmethoden überfordert ist und womöglich mehr blockiert als geheilt wird.

Geistige und seelische Aspekte von Krankheiten

Zimpel (1801–1879) erlebte, wie mit der Industrialisierung der moderne Mensch auf immer enger werdendem Raum in einer immer stärker belasteten Umwelt leben musste. Er entwickelte ein tiefes Verständnis dafür, dass Krankheiten nicht rein körperlicher Natur, sondern auch geistigen und seelischen Ursprungs sind. Dieser Einfluss seelischer und geistiger Faktoren sollte sich nach seiner Einschätzung in Zukunft noch stärker bemerkbar machen, da sich auf sehr engem Lebensraum die unterschiedlichen Energien miteinander vermischen und somit gegebenenfalls sogar „potenzieren". So sah Zimpel schon zu seiner Zeit voraus, dass die zukünftigen Generationen eine Heilmethode brauchen würden, die den Menschen in seiner Gesamtheit als Körper, Seele und Geist wahrnimmt.

Unsere Umwelt wird zunehmend nicht nur materiell, sondern auch geistig „vergiftet". Dieses geistige, krank machende Gift kann sich über die Massenmedien schnell und effektiv verbreiten. Schauen Sie sich nur die Fernsehwerbung auf so genannten Kindersendern an. Die Ideen, die dort verbreitet werden, sind prägend für künftige Generationen.

Blockaden, die auf der geistigen Ebene gesetzt werden, können auch körperliche Blockaden auslösen. Entsprechend muss die Behandlung in diesen Fällen auf der geistigen Ebene ansetzen.

Ein Beispiel hierfür ist aus meiner Sicht die jährlich wiederkehrende Grippezeit, in der mit einer großen Mediendiskussion darauf hingewiesen wird, dass wieder „böse" Viren unterwegs sind und eine Impfung der einzige Schutz davor sei. Bei eher ängstlichen, nicht geimpften Menschen kann eine solche Kampagne Angst auslösen. Angst aber schwächt nachgewiesenermaßen das Immunsystem. Ein Mechanismus, der gerade in der Grippezeit Erkrankungen fördert. So betrachtet ist die Grippe ein Beispiel für eine eher geistige als rein körperliche Krankheit.

Nach meinem Verständnis der geistigen Gesetzmäßigkeiten, denen der Mensch unterworfen ist, herrscht der Geist über die Materie. Deshalb findet hier für mich die tiefste Form von Heilung statt. Auf dieser Ebene ist das gesprochene Wort oder die gestellte „Diagnose" extrem wichtig. Worte können über Heilung oder Nichtheilung entscheiden. Ein Beispiel hierfür ist das Wort „Tumor". Darin steckt das französische Wort „tu", also „Du", und das Wort „mor(t)", der Tod. Die Wortenergie wird vom Patienten aufgenommen, im Unterbewusstsein abgespeichert und kann im schlimmsten Fall die Heilung blockieren.

Achten Sie deshalb genau darauf, wie Sie Ihre Erkrankung oder Störung bezeichnen und welche geistige Energie Sie dieser zukommen lassen. Vielleicht beschreiben Sie einfach einzelne Symptome, wenn Sie an Ihre Krankheit denken, ohne dieser die „Wortenergie" einer gestellten Diagnose zu geben. Sagen Sie zum Beispiel nicht: „Ich habe Asthma", sondern: „Manchmal fällt mir das Atmen schwer und ich spüre einen Druck auf meiner Brust". Durch diese Wortwahl kommen Sie dem Grund Ihrer Erkrankung und der geistigen Energie, die die Krankheit „nährt", leichter auf die Spur.

Benutzerhinweise

Möglichkeiten und Grenzen der energetischen Spagyrik

In diesem Buch wird ausschließlich die energetische Anwendung spagyrischer Mittel bei alltäglichen Störungen vorgestellt. Energetische Störungen werden nach meiner Erfahrung von vielen Therapeuten entweder völlig unter- oder überbewertet. Trotz einer guten körperlichen oder seelischen Therapie haben einige Menschen oft das Gefühl, dass der geistig-energetische Aspekt bei der Behandlung zu kurz kommt.

Dieses Buch soll Ihnen helfen, energetisch-geistige und energetisch-emotionale Aspekte Ihrer Störungen selbst zu behandeln. Sie lernen, diese Störungen zu erkennen, zu benennen und mit Hilfe der Spagyrik sanft und umfassend zu behandeln.

! Cave: Ernsthafte seelische, geistige und körperliche Störungen gehören immer in die Hand eines erfahrenen Therapeuten! Die Spagyrik können Sie in diesem Fall ergänzend einsetzen. In den angegebenen Dosierungen werden von den Pflanzen keine Symptome oder Medikamente auf körperlicher Ebene beeinflusst. Sprechen Sie vor der Einnahme Ihrer gewählten Mittel mit Ihrem Therapeuten und informieren Sie ihn über die Einnahme dieser Mittel. Die Einnahme von chemisch-synthetischen Mitteln wird bei allen angegebenen Mischungen und Dosierungen in keinster Weise beeinflusst oder beeinträchtigt.

Als Therapeut können Sie mit der energetischen Spagyrik Ihr Therapieangebot um einen wertvollen Aspekt erweitern. Dem Laien kann dieses Buch helfen, seine eigene Heilung zu unterstützen. Verzichten Sie jedoch als therapeutischer Laie darauf, Ihr Umfeld mit Spagyrika zu behandeln!

Symbole

Folgende Symbole werden in diesem Buch verwendet:

! Cave: Was Sie unbedingt beachten sollten.

Tipp: Hier finden Sie zusätzliche Anregungen für die praktische Anwendung der spagyrischen Mittel.

→ Hier finden Sie weitere Informationen zu diesem Thema.

Dosierung in der Spagyrik

! Hinweis: Die Wirkung spagyrischer Tropfen hängt auch von der Dosierung ab. Lesen Sie dieses Kapitel vor der Anwendung daher bitte sorgfältig durch!

Grundsätzlich gilt: Je niedriger die Dosierung, desto feinstofflicher die Wirkung. Bei einer Dosierung von mehr als 21 Tropfen in 24 Stunden wirken die Mittel bereits auf körperlicher Ebene. In diesem Buch werden jedoch fast ausschließlich energetische Wirkungsweisen beschrieben. Die

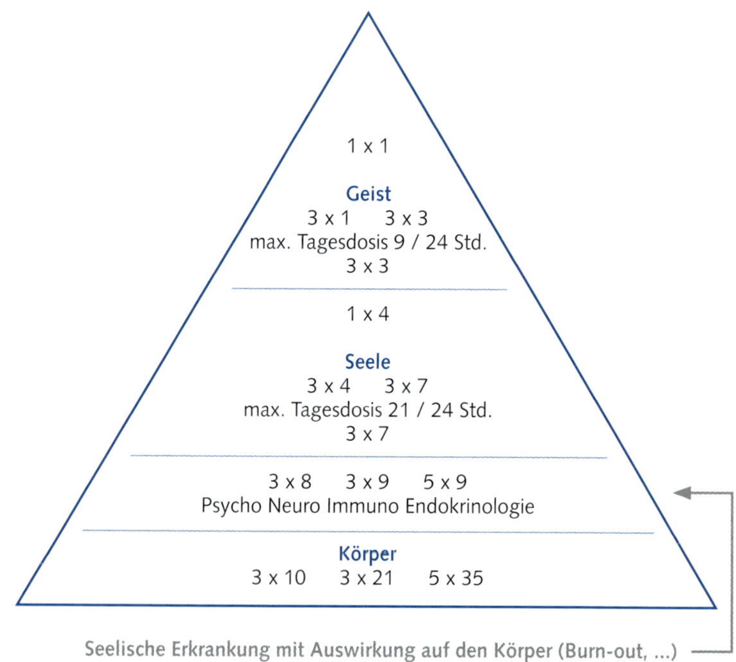

Dosierung hängt dabei entscheidend davon ab, ob das Mittel auf geistiger oder seelisch-emotionaler Ebene wirken soll. Wenn eher eine Wirkung auf das geistige und kognitive Erleben eines Menschen gewünscht wird, ist eine niedrigere Dosierung zu wählen.

Unterscheiden Sie also bei der Einnahme von spagyrischen Mischungen genau, ob die Verarbeitung eines Problems eher auf der logisch-rationalen, also geistigen Ebene oder auf der intuitiv-emotionalen, also seelischen Ebene stattfinden soll, und dosieren Sie entsprechend. Dabei ist es wichtig zu wissen, ob Sie eher zu den rationalen oder emotionalen Menschen gehören. Die Dosierung sollte sich immer nach der Ebene richten, auf der Sie normalerweise Dinge verarbeiten. Sie können dann nach einiger Zeit, am besten nach 42 Tagen, auf die andere Dosierung wechseln, um beide Aspekte zu bearbeiten. Sind Sie z. B. eher ein rationaler Mensch, dosieren Sie anfangs 3x1 bis 3x3 Tropfen pro 24 Stunden. Nach 42 Tagen beginnen Sie, die Dosierung weiter zu erhöhen, bis 3x7 Tropfen erreicht sind. Damit können Sie das Problem zusätzlich auf der seelischen Ebene verarbeiten.

Bei umfassenden Problemen sollten Sie die Mischung entsprechend der Dauer einer Schwangerschaft über neun Monate einnehmen, da jede Heilung einer größeren Störung für den Menschen im gewissen Sinne auch eine „Neugeburt" darstellt.

Im Folgenden ist die jeweilige zur Einnahme empfohlene Tropfenzahl angegeben. Für die Anwendung als Spray gilt: ein Hub enspricht etwa 1,5 Tropfen.

Erwachsene und Kinder ab zwölf Jahren

- 3x1 bis 3x3 Tropfen in 24 Stunden wirken vorwiegend auf der geistigen Ebene. Bei der Behandlung auf der geistigen Ebene wird nach spagyrischem Verständnis davon ausgegangen, dass die Krankheit hauptsächlich durch krankheitsförderndes Gedankengut oder durch den geistigen Einfluss Ihrer Umwelt hervorgerufen wird.

- 3x4 bis 3x7 Tropfen in 24 Stunden wirken auf der seelisch-emotionalen Ebene. Die seelisch-emotionale Ebene ist vor allem die Ebene des Inneren Kindes. Wenn Sie sich hauptsächlich von Mischungen auf seelisch-emotionaler Ebene angesprochen fühlen, sollten Sie das entsprechende Kapitel sorgfältig durchlesen.
- Als Tageshöchstdosis dürfen auf der geistigen Ebene 9 Tropfen und auf der seelischen Ebene 21 Tropfen nicht überschritten werden.

Kinder bis zum vollendeten vierten Lebensjahr

- Einmaldosis
  geistige Ebene: nur ein Tropfen
  emotionale-seelische Ebene:
  höchstens zwei Tropfen
- Tageshöchstdosis
  geistige Ebene: drei Tropfen
  seelisch-emotionale Ebene:
  sechs Tropfen oder drei Hub aus der Sprühflasche in 24 Stunden.

Kinder vom fünften bis zum zwölften Lebensjahr

- Einmaldosis
  geistige Ebene: höchstens zwei Tropfen
  seelische Ebene: höchstens drei Tropfen oder zwei Hub aus der Sprühflasche
- Tageshöchstdosis
  geistige Ebene: sechs Tropfen
  seelisch-emotionale Ebene:
  neun Tropfen oder sechs Hub in 24 Stunden.

! Cave: Keine der in diesem Buch aufgeführten Mischungen eignet sich für die Behandlung von Kindern unter zwölf Jahren, ohne dass eine professionelle spagyrische Beratung stattgefunden hat. Die Dosierungen für Kinder sind deshalb nur der Vollständigkeit halber angegeben. Lassen Sie bitte bei Kindern besondere Vorsicht walten und verzichten Sie unbedingt auf Experimente. Diese Dosierungen sind Richtlinien und die oberen Werte Höchstdosierungen, wie sie meinen Erfahrungen aus der täglichen Praxis entsprechen. Der Einnahmemodus kann je nach Symptom, Intuition und Lebenssituation individuell variiert werden. Beachten Sie jedoch stets die jeweilige Wirkungsebene und halten Sie die dafür angegebene Dosierung ein.

Beispiel: Sie verwenden ein Mittel auf der geistig-energetischen Ebene. Hier könnten Sie als Erwachsener morgens zwei Tropfen einnehmen und innerhalb der nächsten sieben Stunden jeweils ein Tropfen pro Stunde. Damit haben Sie die Höchstdosis von neun Tropfen pro Tag nicht überschritten und auch die Einzeleinnahmedosis von drei Tropfen wurde eingehalten.

! Cave: Wenn Sie die angegebenen Dosierungen überschreiten, wirkt das Mittel auf körperlicher Ebene und die energetischen Wirkungen sind somit aufgehoben! Falls Sie versehentlich einmal zu hoch dosiert haben, setzen Sie die Einnahme für 24 Stunden aus und beginnen danach in der zuletzt korrekt eingenommenen Dosierung.

Lagerung spagyrischer Essenzen

Spagyrische Essenzen sollten wie homöopathische Mittel nicht ständig extremen Strahlungen wie Handystrahlen, Elektrosmog oder geopathischen Belastungen ausgesetzt werden. Wählen Sie für die Aufbewahrung einen kühlen, nicht zu hellen Platz ohne direkte Sonnenbestrahlung. Vermeiden Sie extreme Temperaturschwankungen. Wenn Sie die Mischungen über einen längeren Zeitraum lagern möchten, stellen Sie sie am besten in den Kühlschrank.

Bei längerer Lagerung trüben die Mischungen ein. Dies ist ein Qualitätsmerkmal, denn die Mischungen bestehen aus mehreren Pflanzenbestandteilen, die durch Mischung und Lagerung ausfallen können. Dies ist normal. Die Wirkung der Mischung wird dadurch nicht beeinträchtigt. Nach meinem Verständnis reifen die Mischungen und länger gelagerte Pflanzenessenzen mit der Zeit, so dass ihre Wirkung eher noch zunimmt.

Die Präparate enthalten Alkohol und sollten entsprechend sicher vor Kindern aufbewahrt werden.

Einzelmittel und Mischungen

Die Angaben zu den Einzelpflanzen sollen Ihnen lediglich zeigen, mit welchen energetischen Wirkungen Sie es zu tun haben. Im Einzelfall können Sie eine Pflanze, die Ihnen besonders zuspricht oder mit der Sie sich verbunden fühlen, auch als Einzelessenz einnehmen. Bei Mischungen sollten Sie sich unbedingt an die bei den Anwendungsbeispielen aufgeführten Rezepturen halten. Diese Mischungen sind seit Jahren erprobt. Bitte widerstehen Sie als Laie der Versuchung, Rezepturen auf eigene Faust zusammenzustellen.

Bei der Wahl der Komponenten einer Mischung werden viele Aspekte berücksichtigt, die in diesem Buch nicht vermittelt werden können. Hierzu gehören z.B. die jüdische Geheimlehre der Kabbalistik, die Numerologie, botanisches Wissen über die Wirkung von Pflanzen sowie medizinisches Fachwissen. Bei manchen Mischungen ergeben die Anfangsbuchstaben der Pflanzen ein Wort, das mit der Wirkung des Mittels zu tun hat. Dies ist einer der Gründe dafür, weshalb die Reihenfolge der Pflanzen beim Erstellen der Mischung unbedingt einzuhalten ist. Damit sich die ausgewählten Pflanzen in ihrer Wirkung optimal ergänzen und nicht behindern, bedarf es also eines umfangreichen Wissens. So entstehen Mischungen aus unterschiedlichen Pflanzen, die entweder direkt mit der Art der Störung zu tun haben oder bei denen andere Aspekte der energetischen Störung berücksichtigt wurden, wie zum Beispiel in Beziehung stehende Energieleitbahnen oder Aspekte aus der Psychosomatik. Basismischungen sollten grundsätzlich nicht verändert werden, da durch ihre spezielle Zusammenstellung und Reihenfolge der Mittel in den Mischungen ein zusätzlicher therapeutisch relevanter Synergieeffekt entsteht.

Einnahmehinweise

Schütteln Sie die Mischung, bevor Sie die Essenzen einnehmen. Damit durchmischen sich die einzelnen Pflanzenbestandteile und Sie erreichen eine weitere Dynamisierung der Mischung.

Am besten schütteln Sie vor jeder Einnahme die Mischung zehnmal rhythmisch. So bereiten Sie sich selbst, die in der Rezeptur enthaltenen Pflanzen und Ihre Energiekörper auf die Einnahme vor.

Bei energetischen Mischungen hat sich die Einnahme zu den immer gleichen Tageszeiten ebenfalls bewährt. Energetische Mischungen wirken nach rund 15–30 Minuten für etwa 4–6 Stunden. Deshalb sollten Sie bei allen Schutzmischungen die Anwendung rechtzeitig wiederholen.

Da die Essenzen durch ihre Wirkung und als Begleiter in jeder individuellen Lebenssituation zu Ihren ganz speziellen „Freunden" werden, sollten Sie sie mit der entsprechenden Ehrfurcht behandeln. Suchen Sie einen besonderen Platz zum Aufbewahren für Ihre „Helfer" aus. Es hat sich auch bewährt, die Pflanzenmischungen bei sich zu tragen und nachts am Bett stehen zu haben.

Verwenden Sie die jeweilige Mischung am besten ausschließlich für sich selbst. Wenn mehrere Personen die gleiche Mischung einnehmen möchten, sollte jeder seine Tropfen in eine nur für ihn bestimmte Flasche abfüllen.

Alkohol

Falls Sie, aus welchen Gründen auch immer, keine alkoholische Tropfen einnehmen können, lassen Sie sich in der Apotheke aus den angegebenen Mischungen Globuli herstellen. Ihr Apotheker berät Sie sicher gerne.

! Cave: Alkoholkranke Menschen dürfen die alkoholhaltigen Tropfen nicht einnehmen und müssen eventuell sogar auch auf ein Einreiben verzichten. Eine Alternative bietet die Zubereitung von Globuli. Nehmen Sie die spagyrischen Essenzen als Globuli ein oder tragen Sie die Flasche einfach bei sich und lassen so die Wirkung auf sich übergehen.

Aufgrund des Alkoholgehaltes sind die Essenzen nur auf unverletzter Haut und nicht in der Nähe von Schleimhäuten anzuwenden. Nicht in die Nähe der Augen sprühen!

Gleichzeitige Einnahme mehrerer Mittel

Nehmen Sie nie zu viele Mischungen auf einmal. Überlegen Sie vor der Einnahme einer Mischung genau, welches Thema gerade für Sie Priorität hat und suchen Sie sich für dieses Thema die entsprechende Mischung. Viele Themen sind nur „Nebenschauplätze", die sich durch die Einnahme von Rezepturen zu den Hauptthemen von selbst erledigen. Nehmen Sie höchstens drei verschiedene Mischungen ein. Hier gilt wie bei vielem im Leben: „Weniger ist meistens mehr!" Eine Ausnahme stellen Schutzmischungen dar, wenn diese nur als Raumspray verwendet werden. Diese müssen nicht in die Überlegungen bezüglich des Einnahmemodus mit einbezogen werden.

Wenn sie mehrere energetische Mischungen gleichzeitig einnehmen, muss zwischen der Einnahme zweier Mischungen ein Abstand von mindestens 30 Minuten liegen. Sonst kann Ihr energetisches System die vielen Informationen nicht verwerten. Es hat sich bewährt, die Mischungen tageweise zu wechseln, so dass Sie an einem Tag die eine Mischung und am nächsten Tag die andere Mischung einnehmen. Alternativ können Sie einen tageszeitlichen Wechsel wählen, also zum Beispiel eine Mischung morgens und die anderen Mischungen mittags oder abends nehmen.

Wechselwirkungen mit anderen Mitteln und Therapien

In der in diesem Buch angegebenen Dosierung beeinflussen die spagyrischen Mittel die Einnahme chemisch-synthetischer Mittel im schulmedizinischen Sinne nicht. Trotzdem sollten Sie Ihren Therapeuten informieren, wenn Sie spagyrische Essenzen ergänzend zu einer anderen Therapieform nutzen. Dies gilt auch, wenn Sie Phytotherapeutika (Pflanzenheilmittel) als Tees, Kapseln oder Tabletten einnehmen.

Die Einnahme von Homöopathika in hohen Potenzierungen und andere energetisch wirkende Heilmittel, z. B. Edelsteinessenzen oder Aura-Soma-Essenzen, werden durchaus durch die Spagyrik beeinflusst. Eine zusätzliche

Einnahme muss daher unbedingt mit Ihrem Verordner abgeklärt werden.

! Wichtig: Sprechen Sie die Einnahme spagyrischer Mittel stets mit Ihrem Therapeuten ab – auch wenn die von Ihnen in Anspruch genommene Therapie scheinbar nichts mit der spagyrischen Behandlung zu tun hat. Dies ist wichtig, um das Vertrauensverhältnis nicht zu stören und mögliche Einwände oder Gründe für eine Nichteinnahme abzuklären.

Alternative Einnahmemöglichkeiten bei Erwachsenen

Falls Sie eine Mischung in Ihrer Wirkung verstärken möchten, können Sie sie vor der Einnahme zehnmal kräftig aus dem Handgelenk heraus verschütteln. Dazu nehmen Sie die Flasche mit der Essenz in die Hand und schütteln aus dem Handgelenk heraus einmal kräftig Richtung Boden. Wiederholen Sie diesen Vorgang zehnmal rhythmisch. Bleiben Sie dabei konzentriert und stimmen Sie sich auf das Verschütteln ein. Sie potenzieren über das rhythmische Verschütteln die Mischung auf ein höheres energetisches Niveau. Vor jeder Einnahme wiederholen.

Sie können Ihre spagyrische Tagesration auch in Ihr Trinkwasser geben, das Sie über den Tag verteilt trinken. Besonders intensiv wirken die Tropfen in energetisiertem Wasser.

Tipp: Die Energetisierung von Wasser können Sie ganz einfach selbst vornehmen: Wenn Sie die Tagesration Wasser auf ein Papier mit stärkenden Worten wie Heilung, Liebe, Licht oder heilige Worte wie Amen oder das Vaterunser stellen, geht die Energie der Worte schnell auf das Wasser über. Alternativ können Sie die Tagesration Wasser in Ihre Hände nehmen und die Worte und deren Energie konzentrativ über die Energie Ihrer Hände auf das Wasser übertragen. Verwenden Sie dabei stets nur solche religiösen Zeichen, zu denen Sie einen Bezug haben.

Die spagyrischen Essenzen lassen sich auch äußerlich anwenden. Dazu geben Sie die Tropfen auf Körperstellen, die Sie mit Ihren

Symptomen in Verbindung bringen, oder wenden die Mittel auf den Chakren an. Bei geistigen Mischungen können Sie die Tropfen an der höchsten Stelle am Kopf im Bereich des 7. Chakras einreiben. Für seelische Mischungen bietet sich die Region des Sonnengeflechtes (Solarplexus) oberhalb des Bauchnabels an.

! Cave: Vorsicht bei Verwendung der Mittel als Sprays. Da die Mittel Alkohol als Trägerstoff enthalten, dürfen diese nur auf unverletzter Haut und nicht in der direkten Nähe von Schleimhäuten verwendet werden. Nicht in die Nähe der Augen sprühen! Dies gilt insbesondere für die Anwendung auf dem Dritten Auge, also der Stelle zwischen den Augenbrauen, an der Ihr 6. Chakra sitzt.

Für ein Wannenbad können Erwachsene drei oder sieben Tropfen ins Badewasser geben. Die Dosierung hängt davon ab, ob ein geistiger oder seelisch-emotionaler Aspekt beeinflusst werden soll.

Alternativ können Sie sich Ihre Mittel in einer Flasche mit Sprühaufsatz mischen lassen und in Ihre Aura sprühen. Wiederholen Sie das Einsprühen spätestens alle vier bis sechs Stunden.

Verwenden Sie die Mischungen als Raumspray oder sprühen Sie abends vor dem Schlafengehen Ihr Kopfkissen damit ein. Sie können die Mischung über eine Verdampferlampe zusammen mit ätherischen Ölen in den Räumen verdampfen, in denen Sie sich vorwiegend aufhalten.

Ihrer Phantasie sind keine Grenzen gesetzt und Sie werden sicher selbst noch Möglichkeiten entdecken, wie Sie die Tropfen für sich selbst gewinnbringend anwenden können.

Wenn Sie therapeutisch tätig sind, ist es über die hygienischen Anforderungen hinaus wichtig, sich energetisch zu reinigen. Dies sind Sie sich und dem nächsten Patienten schuldig, da der sonst die Energie seines Vorgängers abbekäme. Wenn Sie die Tropfen in Ihre Seifenmischung oder Händedesinfektionsmittel geben, können Sie sich bei jeder Reinigung der Hände gleichzeitig von der Energie Ihrer Patienten reinigen.

Invocatio Dei

Die Alchemisten des Mittelalters haben eine Arbeit mit Heilpflanzen immer mit einer „Invocatio Dei“, also der Anrufung Gottes und seines Beistandes, begonnen.

Wenn Sie dieser Tradition folgen wollen, danken Sie vor jeder Einnahme der spagyrischen Essenzen:

- Danken Sie Gott für die Hilfe aus dem Pflanzenreich und bitten Sie ihn, Ihre Entwicklung im Einklang mit Ihrer Seele zuzulassen.
- Danken Sie dem alchemistischen Prozess, bei dem es im Labor möglich ist, in der Natur lange andauernde Prozesse für die Pflanzengewinnung abzukürzen, um diese Essenzen für unsere Entwicklung auf der Erde nutzbar zu machen.
- Danken Sie für all die Menschen, die an der Entwicklung der Spagyrik beteiligt waren und dafür gesorgt haben, dass Ihnen diese „Helfer“ aus der Natur zur Verfügung stehen.
- Danken Sie der Natur, die dafür gesorgt hat, dass die Pflanzen ungehindert wachsen und sich entfalten konnten und uns nun durch einen alchemistischen Transformationsprozess zur Verfügung stehen.

In diesem Geiste der Dankbarkeit wird die Wirkung der Mischung potenziert und Ihr Körper auf die Essenzen vorbereitet.

Kinesiologie

Geschichte

Kinesiologie abgeleitet vom griechischen Wortstamm „kin“ (Bewegung) und dem Wort „logie“ (Lehre) ist also die „Lehre vom Energiefluss im bewegten Körper“.

Bereits Hyppokrates verwendete vor 2000 Jahren den Muskeltest um an verwundeten Soldaten neurologische Verletzungen zu untersuchen. Angeblich nutzten auch die Maya-Indianer den Muskeltest, um die Trinkqualität von Wasser zu überprüfen. In den 1930er Jahren entdeckte der amerikanische Chiropraktiker Dr. Terence Bennett der Einfluss von „neurovaskulären Punkten" auf die Blutzirkulation. 40 Jahre später fand der amerikanische Osteopath Dr. Frank Chapman, dass die Funktion eines Muskels durch das Massieren von „lymphatischen Punkten" am Körper beeinflusst wird.

In den 1960er Jahren entwickelte der amerikanische Chiropraktiker George Goodheart den Muskeltest, und erkannte Zusammenhänge zwischen Muskeln, Energie- und Organsystemen des menschlichen Körpers. Eine weitere Entwicklung der Kinesiologischen Lehre fand durch Schüler Goodhearts statt. Zu nennen ist da „Touch For Health" nach John Thie, der dabei Ernährungswissenschaft, Chiropraktik, Chinesische Medizin und Akupressur integrierte.

Aus diesem Wurzeln entwickelte sich die Kinesiologie weiter und mittlerweile gibt es viele Richtungen, da es aufgrund des Muskeltests möglich ist, viele verschiedene Faktoren abzutesten.

Ziel der Kinesiologie

Durch die Verbindung aus fernöstlicher Medizin und neuester wissenschaftlicher Erkenntnisse, bietet die Kinesiologie die Möglichkeit den blockierten Fluss einer Lebensenergie wieder in Balance zu bringen.

Die Kinesiologie sieht den Menschen als Einheit von Körper, Geist und Seele. Dabei gehen die Kinesiologen davon aus, dass das menschliche System genau erkennen kann was ihn blockiert, was ihm hilft, was ihm fehlt oder ihm gut tut und welche Themen ausgeglichen werden sollen. Der Kinesiologische Muskeltest zeigt an, welche Interventionsmöglichkeiten den Energieausgleich für das Wiedererlangen der Gesundheit bewirken. Diese Interventionsmöglichkeiten werden als Balance-Übungen bezeichnet, die durch den Kinesiologen demonstriert und begleitet werden.

Die Kinesiologie ist eine wunderbare Methode, Menschen bei deren Entwicklung zu unterstützen, da sie Klienten/Patienten die freie Wahl gibt, Entscheidungen zu treffen.

Immer wieder stelle ich in Sitzungen fest, dass der Patient in Stress-Situationen oft die Lösung eines Problems in die Praxis mitbringt, sich dessen aber selbst noch nicht bewusst ist und somit die Lösung, die in seinem Inneren steckt, auch nicht wahrnehmen kann. Durch die Kinesiologie kann der Mensch sehr schnell einen AHA-EFFEKT bekommen und dadurch seinen Stress rasant abbauen.

Die Kinesiologie befreit und hilft uns zu unserem wahren „Ich" zurückzukommen. Während meiner Ausbildung war sofort sichtbar, dass alle Teilnehmer nach kurzem Kontakt mit der Kinesiologie viel authentischer in Ihren Antworten und auch Fragestellungen bezüglich Ihrer Lebensprozesse waren.

Wann hilft die Kinesiologie:

- Stressabbau
- neue Herausforderung
- Trennung
- Krankheit
- Ängste
- Entscheidungen
- Lernblockaden
- Sucht
- Schwäche des Immunsystems
- Nervosität
- Burnout
- Depression, etc.

Kinesiologische Übungen, die „Gesetze des Lebens"

Die Kinesiologischen Übungen, die in diesem Buch beschrieben werden, sind das Ergebnis von Testungen. Die Balancen für die Integration der Gesetze des Lebens konnten durch einen sogenannten Surogattest ermittelt werden. In diesem Fall hilft die Kinesiologie die Botschaft der Pflanzen zu integrieren. Die Anwendung bringt den maximalen Nutzen für die Integration der Gesetze, gute Laune und ein hohes Energieniveau. Bitte achten Sie darauf, während der Übungen Wasser zu trinken, am besten 6 bis 8 Gläser täglich. Wasser löst Salze auf und sorgt dafür, dass die elektrische Energie im Körper optimiert wird. Wasser wirkt als Informationsträger. Bei den Kinesiologischen Aufgaben ist es auch wichtig, Spaß zu haben und zu LÄCHELN!

Wir wünschen Ihnen viel Freude mit dem ersten Teil „Spagyrik in Balance"!

Das Gesetz des ersten Schrittes

„Wenn nicht jetzt, wann dann?"

Diese Frage sollten Sie sich öfter mal in Ihrem Leben stellen. Auch die längste Reise beginnt ja bekanntlich mit dem ersten Schritt. Und der erste Schritt ist meist der Schwierigste. Aber auch der Wichtigste, und der wichtigste Impuls, damit etwas konkret beginnen kann. Das Universum braucht einen konkreten Impuls von uns, um uns auf den Weg zu bringen. Natürlich ist es wichtig, sich Gedanken zu machen. Sachen im Kopf zu durchdenken, einen Plan zu machen, mit anderen Menschen über Dinge sprechen, die man in Angriff nehmen möchte.

Doch irgendwann kommt dann mal der Zeitpunkt, wo es um einen ganz konkreten nachvollziehbaren ersten Schritt geht, um die Energie, die ja bekanntlich der Aufmerksamkeit folgt, anzustoßen.

Oft kriege ich bei Menschen mit, dass Sie viele Pläne für die Zukunft haben. Sich diese in den schönsten Farben ausmalen. Ganz genau wissen, was Sie irgendwann einmal, in naher oder ferner Zukunft tun möchten. Viele Luftschlösser haben, die Sie seit Jahren immer mehr in ihrer Phantasie ausbauen.

Wenn man dann aber genau nachfragt, welche konkreten Schritte denn unternommen wurden, um dahin zu kommen, wo man eigentlich hin möchte. Da kommen dann häufig schon ausweichende Antworten. Na ja, aber. Oder vielleicht. Aber eine ganz konkrete Aktion hat meist nicht statt gefunden.

Es gibt ein sehr schönes Sprichwort:

„Hilf Dir selbst,
dann hilft Dir Gott!"

Dies drückt alles für mich aus, was notwendig ist, um etwas Neues im Leben zu beginnen. Alles Menschen mögliche tun, um eine Sache ins Laufen zu bringen, und dann alles weitere Gott anzuvertrauen und darauf zu trauen, dass jeder Neuanfang einen eigenen Zauber hat, wie Hesse es in seinem wunderschönen Gedicht Stufen ausdrückt. Und dieser Zauber des ersten Schrittes, des Neuanfanges hilft uns dann, in eine eigene Energie von zukunftsträchtigen Visionen zu kommen. Schritte zu unternehmen, die unternommen werden müssen, und auf die Hilfe des Universums zu vertrauen.

Stufen

Wie jede Blüte welkt
und jede Jugend
Dem Alter weicht,
blüht jede Lebensstufe,
Blüht jede Weisheit auch
und jede Tugend
Zu ihrer Zeit und darf
nicht ewig dauern.
Es muß das Herz bei
jedem Lebensrufe
Bereit zum Abschied sein
und Neubeginne,
Um sich in Tapferkeit
und ohne Trauern
In andre, neue Bindungen
zu geben.
Und jedem Anfang
wohnt ein Zauber inne,
Der uns beschützt und
der uns hilft, zu leben.
Wir sollen heiter Raum
um Raum durchschreiten,
An keinem wie an
einer Heimat hängen,
Der Weltgeist will nicht fesseln
uns und engen,
Er will uns Stuf' um
Stufe heben, weiten.
Kaum sind wir heimisch
einem Lebenskreise
Und traulich eingewohnt,
so droht Erschlaffen,
Nur wer bereit zu
Aufbruch ist und Reise,
Mag lähmender Gewöhnung
sich entraffen.

Es wird vielleicht auch
noch die Todesstunde
Uns neuen Räumen jung
entgegen senden,
Des Lebens Ruf an uns
wird niemals enden...
Wohlan denn, Herz, nimm
Abschied und gesunde!

Hermann Hesse

Der erste Schritt ist aber auch der, der den richtigen Impuls für alles weitere Geschehen auslösen kann. Der erste Schritt nach einem schwerwiegenden Ereignis zum Beispiel entscheidet häufig darüber, wie eine Sache im Einzelnen weiter verläuft. In welche Richtung sich eine Sache konkret entwickeln kann.

In Südfrankreich haben wir bei einem Besuch einer Abtei, die inzwischen als Weingut genutzt wird, aber noch weitest gehend erhalten ist, eine deutsche Frau aus München kennen gelernt. Sie verkauft Tickets am Einlass und strahlt eine große innere Zufriedenheit aus. Natürlich sind wir sofort ins Gespräch gekommen, und sie hat mir erzählt, dass ihr größter Wunsch im verschneiten und verregneten München gewesen ist, nach Südfrankreich zu ziehen um dort für immer zu leben. Sie hatte sich bei einem Urlaub in die Region verliebt, und konnte sich gut vorstellen, ihren Lebensmittelpunkt dorthin zu verlagern.

Sie hat sich lange überlegt, wie sie ihren Wunsch in die Tat umsetzen könnte. Und was denn der erste Schritt dafür sei. Sie hat beschlossen, der erste Schritt wäre, die Sprache so zu lernen, dass sie über das Sprachgefühl einen intuitiven Zugang zu diesem Land und den Menschen, die dort leben, haben kann. Es hat dann noch mehrere Jahre gedauert, bis sie diesem ersten Schritt hat weitere folgen lassen. Aber sie hat genau gewusst, dass das Universum wissen möchte, wie ernst es denn mit dem Wunsch ist, und einen konkreten Impuls von ihr braucht, damit klar wird, dass sie es ernst meint.

Der erste Schritt bedeutet auch, seine Sinne und seine Bewusstsein zu wecken, um aufmerksam für die Impulse des Universums zu werden. Nach dem der Wunsch in den Kosmos geschickt wurde, kommen häufig feine und leise Impulse, die man leicht übersehen kann. Damit dies nicht passiert, müssen Sie in der ersten Phase besonders aufmerksam sein auch für leise Botschaften aus der Geistigen Welt, die Ihnen in diesem Moment helfen möchten.

Begreifen Sie auch, dass es hier nur um den einen, den entscheidenden ersten Schritt geht. Es geht nicht um die ersten hundert oder tausend Schritte, sondern ganz konkret um den ersten Schritt. Wenn Sie zu viele Schritte auf einmal machen möchten, kann Sie dies leicht blockieren und das Projekt zum Scheitern bringen. Den ersten Schritt tun, dann loslassen, und warten, was konkret zurück kommt.

Bei meiner Arbeit als Krankenpfleger habe ich den Wunsch verspürt, als Heilprakitker zu arbeiten. Doch die Arbeit im Krankenhaus hätte mir für eine kontinuierliche Ausbildung keine Zeit gelassen, und die Arbeit zu kündigen, um auf die Schule zu gehen, war finanziell nicht drin.

Mein erster Schritt für die Heilpraktikertätigkeit war eine klare Entscheidung, diesen Beruf in Zukunft auszuüben, ohne Wenn und Aber. Und mich ganz konkret zu erkundigen, welche Formalitäten für die Ausbildung erfüllt werden müssten. Ich habe mir dann verschiedenste Angebote von Schulen eingeholt, mich erkundigt, bei Ämtern angerufen, und gemerkt, dass die von mir bis dahin erkundeten Möglichkeiten nicht umsetzbar sind. Dies war aber mein konkreter erster Schritt, und dann habe ich losgelassen, im Bewusstsein, dass das Richtige auf mich zukommen wird, um meinen Wunsch zu erfüllen.

Wenige Wochen später habe ich eine Freundin besucht, und bei ihr zu Hause viele Ordner mit medizinischen Unterlagen gesehen. Sie hat mir erzählt, dass sie einen Fernkurs zur Heilpraktikerausbildung macht, da sie wegen Familie und Beruf keine Zeit hat, auf eine Schule zu gehen. Mit dem Fernkurs kann sie im eigenen Rhythmus arbeiten. Dies war die Antwort des Universums auf meinen ersten Schritt.

Es gibt viele Bücher über das Gesetz der Anziehung, die einem vermitteln, dass man meditieren soll und imaginieren. Sich gedanklich mit seinem Wunsch auseinander setzen soll. Und und und...

Aber den ersten Schritt zu tun, ganz konkret, ganz real, daran zu glauben, und dann loszulassen. Dies ist die wichtigste Idee zur konkreten Wunscherfüllung.

Viele Menschen verschieben Ihr Leben auf später. Verlassen Sie diese Schnellstrasse, die Sie statt in ein glückliches Leben, nur in Leid und Unglück führen wird. Und gehen Sie auf Ihren eigenen individuellen Weg zurück. Vielleicht ist es ein Weg abseits der Wege, die alle Menschen gehen. Sie müssen lernen, Ihren Impulsen zu vertrauen, um immer wieder Schritte in die für Sie richtige Richtung zu machen.

Affirmation

Ich erlaube mir, den ersten Schritt zu tun.

Spagyrische Mischung:

Rezeptur Phylak Sachsen GmbH

„Ich mache den ersten Schritt“

- Phytolacca decandra
- Podophyllum peltatum
- Pilocarpus jaborandi
- Piper methysticum
- Achillea millefolium
- Sabal serrulatum
- Phytolacca decandra

Dosierung:

Sprühen Sie diese Mischung mehrmals täglich auf die Füße und zusätzlich einen Hub in den Mund.

Wirkung:

Die wichtigste Pflanze in dieser Mischung ist Podophyllum, die Pflanze, die Ihnen einen eleganten Tritt in den Hintern gibt, und Sie ermuntert, doch endlich einmal loszulegen. Am Anfang und am Ende der Mischung stehen Phytolacca, das Ohr Gottes, das feine Impulse, die das Universum Ihnen schickt, in Ihrem System sichtbar und hörbar werden lässt.

Pilocarpus sagt Ihnen, sei Du der Pilot Deines Lebens und nutze Deine Dir vom Leben gegebene Zeit.

Piper methysticum erlöst die alten Muster und lebensverneinenden Verbote in Ihrem Inneren. Achillea als Pendant zu Piper erlöst die Verbote, die von Außen an Sie heran getragen werden. Sabal sagt, kehre zurück zu Deiner eigenen Kraft, zurück zu Deinen Gaben und zu dem, wofür Du im Leben bestimmt bist.

Kinesiologische Übung:
Stellen Sie sich aufrecht hin, und führen Sie den rechten Fuß zum linken Arm und führen eine Bewegung aus, als ob Sie auf der Stelle laufen würden. Wechseln Sie dann anschließend auf das andere Bein und benutzen hier auch wieder den gegenläufigen Arm.

Durch die gegengleichen Bewegungen werden Impulse im Gehirn freigesetzt, die die rechte und linke Gehirnhälfte miteinander koordinieren. Das bedeutet, Ihre intuitive und die kognitive, logische Gehirnhälfte werden miteinander verbunden. So wird Ihr gesamtes Gehirn aktiviert.

Stellen Sie sich dabei bildlich eine Szene vor, die Sie als den ersten Schritt oder Impuls für Ihr Problem ansehen.

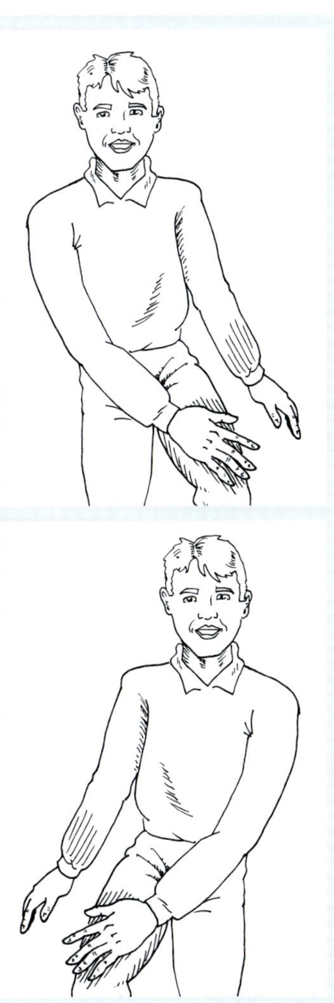

Das Gesetz der Resonanz

Das Gesetz der Resonanz wird heute in einer Form missbraucht, wie es wohl noch nie in der Geschichte der Menschheit stattgefunden hat.

Wunscherfüllung im Universum.

Bestell Dir alles was Du willst beim Kosmos.

Reich und schön, schnell und ohne Anstrengung.

Und so weiter, und so fort.

Grundsätzlich haben die Autoren dieser Veröffentlichungen recht mit dem, was Sie über das Gesetz der Anziehung schreiben. Wenn Sie in Resonanz gehen mit dem, was Sie sich wünschen in Ihrem Leben, dann ziehen Sie diese Energien in Ihr eigenes Energiefeld hinein. So weit, so richtig.

Man muss aber beachten, dass wenn wir den Fokus nur auf einem Pol in unserem Leben oder bei einer Sache legen, der Gegenpol ein oft unbewusstes und daher sehr gefährliches Schattendasein führt.

Der Gegenpol von Reichtum ist Armut. Wenn Sie ständig nur Reichtum visualisieren, und dabei außer Acht lassen, dass Armut nur die Abwesenheit von Reichtum ist, dann kann es sein, dass Ihr System von Ihrem Bewusstsein so ausgetrickst wird, dass Sie den Gegenpol von Reichtum anerkennen müssen. Eventuell sogar in Form von massiven Geldverlusten, die Ihnen dann den verdrängten Gegenpol so richtig klar machen.

Es ist also immens wichtig, die Polarität im Leben anzuerkennen. Alles ist Dualität. Wir leben in einer dualen Welt. Zwar auf dem Weg zur Einheit, aber davon sind die meisten noch Lichtjahre entfernt.

Wie können Sie vermeiden, in die Falle der unipolaren Resonanz zu geraten? Ganz einfach. Indem Sie anerkennen, und wertschätzen, dass alles im Leben immer zwei Seiten hat.

Gleiches zieht Gleiches an und wird durch Gleiches in seiner Gewichtung und Form verstärkt. Ungleiches stößt voneinander ab. Und schwächt den Gegenpol.

So einfach ist das Gesetz in seiner Grundhaltung. Doch beachten Sie auch immer, dass Sie sich nicht nur mit einem Pol in Ihrem Leben beschäftigen können. Sondern auch den Gegenpol anerkennen, und in gewisser Weise auch wertschätzen müssen.

Ich erlebe es in den Seminaren immer wieder, dass Teilnehmer bei unangenehmen Themen fast ängstlich darauf bedacht sind, diese nicht mal zu benennen. Doch genau hier beginnt bereits das Verdrängen.

Alles Unangenehme, alles was Angst macht, was Sie in Panik versetzt, muss zumindest angeschaut werden, damit es nicht ein Eigenleben in Ihrem Inneren führt. Vielleicht im schlimmsten Fall sogar als abgespaltener Persönlichkeitsanteil.

Nehmen Sie nur den Tierschutz als Beispiel. Hier wird das Resonanzgesetz in seiner Form am schlimmsten missbraucht. Es geht hier vor allem darum, tierisches Leben unbedingt zu erhalten. Das führt dann soweit, das aus der Zucht ausgemusterte Tiere ein Leben lang als „Freizeitpferde“ geritten werden, obwohl schon als Fohlen klar war, dass der Rücken und das Exterieur als Reittier nicht taugen. Oft unter extremen Schmerzen wird im Namen der Tierliebe ein Wesen ein Leben lang geschunden.

Oder die Fleischindustrie, die durch Katzen- und Hundeliebe am Laufen gehalten wird. Das Fleisch stammt häufig aus industrieller Aufzucht, die die Tiere unter unwürdigsten Bedingungen halten. Zum Schluss nicht einmal auf eine humane Art und Weise getötet werden. Hier werden also Tiere gequält, missbraucht und unter unwürdigsten Bedingungen gehalten, um auf der anderen Seite eine doch äußerst fragwürdige „Tierliebe“ am Laufen zu halten. Und dies alles, um Katzen und Hunde im Übermaß am Leben zu erhalten.

Wer bestimmt eigentlich, dass ein Kalb weniger Recht auf ein Dasein bei seiner Mutter hat, als ein Fohlen oder ein Katzenjunges. Und dann noch als Fleischlieferant herhalten muss. Auch hier schlägt der Schatten unbarmherzig zu.

Alles, was Sie denken, bestimmt Ihr Leben. Alles, was Sie tun, bestimmt Ihr Leben. Und letztendlich auch alles, was Sie emotional wahrnehmen, bestimmt ihr gesamtes Dasein. Alles ist mit allem in Resonanz.

Oft sogar mit Wesenheiten Verstorbener, die durch uns Ihre früheren Störungen ausleben möchten. Sie sind dann in Resonanz mit äußeren Energien, die die eigenen Energien in Ihrem Inneren massiv verstärken.

Sie dürfen sich natürlich Dinge wünschen, die der wahren Sehnsucht Ihres Herzens entspringen. Doch sollten diese Wünsche von Ihnen genau hinterfragt sein, ob es das ist, was sich Ihre Seele vom Leben wünscht, oder ob es sich um Wünsche handelt, die Ihr Ego kreiert hat. Folgen Sie also der Sehnsucht Ihres Herzens, dann wird die Energie in Form von Manifestation auch bei Ihnen sein.

Sie sollten sich mit dieser Gesetzmäßigkeit des Kosmos auseinander setzen, wenn:

- Sie häufig immer wieder die gleichen negativen Erlebnisse haben, obwohl Sie eigentlich genau auf den (positiven) Gegenpol fokussiert sind.
- Sie ständig nur auf der Suche nach dem Guten, Wahren und Schönen im Leben sind.
- Sie sich auf die Suche nach Sinn und Wahrhaftigkeit in Ihrem Leben machen möchten.
- Sie Schattenarbeit bisher gemieden haben, und ein emotional und geistig eher einseitig ausgerichtetes Leben geführt haben.
- Sie sehr rigide in Ihren Ansichten sind, und sich vielleicht sogar extrem für eine Sache engagieren.
- Sie lassen neben Ihrer Meinung andere Meinungen nicht gelten.

Affirmation

Ich gehe in Resonanz mit meinen Herzenswünschen unter Anerkennung der polaren Welt.

Spagyrische Mischung:
Rezeptur Phylak Sachsen GmbH

- FOQ 3
- Coffea arabica 1
- QOF 3

Dosierung:
1 bis 3 mal täglich zwischen 1 und 3 Tropfen pur auf die Zunge nehmen. Eventuell einen Tropfen zusätzlich aufs Dritte Auge geben.

Wirkung:
FOQ macht Ihnen Ihren Schattenanteil bewusst. Hier handelt es sich um einen hebräischen Buchstaben, nämlich QOF (Qoph), der so viel wie Licht in der Mitternachtssonne bedeutet. QOF also als Mensch auf der Suche nach dem Licht.

FOQ, der Mensch, der seinen Schatten und die Polarität im Leben anerkennt. Und Coffea arabica zwischen diesen beiden Aspekten, damit bei jedem Aspekt der Gegenpol anerkannt wird. Coffea arabica dient dazu, in jeder Hinsicht und jeglicher Wirkung, die Polarität eines Zustandes oder einer Rezeptur zu verändern.

Kinesiologische Übung:
Nehmen Sie beide Ohren zwischen Daumen und Zeigefinger und massieren Sie mit sanftem Druck Ihre Ohren. Gleichzeitig werden alle Akupunkturpunkte aktiviert, dadurch wird der ganze Körper energetisch massiert. Machen Sie die Augen zu, sprechen Sie im Geiste die Affirmation: Ich erkenne die Polaritäten des Lebens an und spüren Sie dabei die Kraft des Gesetzes.

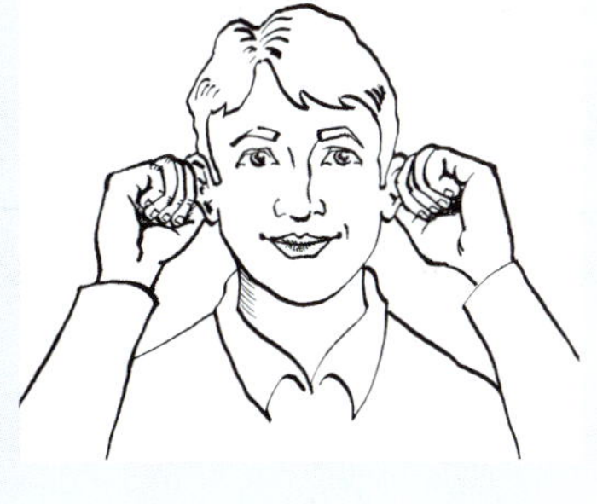

Das Gesetz vom Geben und Nehmen

Es könnte auch heißen, das Gesetz vom Ausgleich aller Energien. Geben und Nehmen müssen Sie im Sinne von Ausgleich der vorhandenen Energien sehen, damit diese nicht zur Stagnation kommen.

Als ich mir vorgenommen habe, vom Gesetz des Gebens und Nehmens zu schreiben, saß ich gerade in Südfrankreich in einer Ferienwohnung. Während des Schreibens kam die Vermieterin vorbei und hat mir Feigen mitgebracht, die Sie soeben gepflückt hatte. Ich habe in diesem Moment gespürt, dass sie sie aus ganzem Herzen geben wollte. Wir hatten ein auf den ersten Blick gutes Verhältnis miteinander, das über das normale Urlauber-Vermieter-Beziehungs-Verhältnis weit hinaus ging. Im Laufe des Urlaubes haben wir festgestellt, welche karmischen Verbindungen wir als Personen und ich speziell mit dieser Region habe.

Sie erzählte mir über die wenigen Tomatenpflanzen im Garten, und von denen Sie schon mehrere hundert Kilogramm Tomaten geerntet hat. Die Natur ist also ein Vorbild für die Fülle des Lebens, die Natur gibt immer im Überfluss.

Hier sind wir schon beim wichtigsten Prinzip des Gebens und Nehmens, nämlich aus ganzem Herzen zu geben oder zu nehmen, und nicht, weil man denkt, man müsste es tun.

Alles Geben und Nehmen, das nicht von Herzen kommt, ist letztendlich nichts wert. Dann sollte man viel lieber behalten, was man eigentlich nicht geben will, oder ablehnen, was man nicht akzeptieren möchte.

Leben bedeutet im Fluss zu sein. Alles im Leben fließt, verändert sich ständig und ist Wandlungen unterworfen. Alles strebt in Richtung Harmonie und möchte einen Ausgleich aller Kräfte und Elemente erreichen.

Das Schlimmste, was man mit Energien tun kann, ist Festhalten. Denn dieses Festhalten führt zu einem Stau, der im Körper Krankheiten auslösen kann und im Außen Mangel und Armut. Wenn wir denken, dass nichts mehr nachkommt, wenn wir Loslassen, blockieren wir den kosmischen Energiefluss.

Wenn Sie etwas erhalten, sollten Sie es mit Liebe in Ihr Herz integrieren, so dass Sie automatisch einen Ausgleich im Universum schaffen.

Das Universum unterstützt alles, was Leben fördert und blockiert, was den Lebensfluss blockiert. Wenn Sie immer nur Nehmen oder Geben, ist dies gegen den Lebensfluss und führt unweigerlich zur Blockade.

Geben und Nehmen sind Aspekte des kosmischen Energiestromes, der uns und alles Leben im Universum umgibt.

Ein weiterer Irrtum ist, dass man von der Stelle zurück erhält, wo man etwas gegeben hat. Man sollte nie erwarten, dass man etwas von exakt der Stelle zurück erhält, wo man gegeben hat. Oft sind es ganz andere Stellen, von denen etwas zurückkommt.

Auch in Partnerschaften gilt diese Regel. Das Gesetz, dass etwas von einer anderen Stelle zurückkommt, gilt auch für Partnerschaften. Man muss nicht immer unbedingt vom Partner zurück erhalten. Oft kommen Energien auch aus anderen Quellen als die der Partnerschaft.

Es ist aber nicht immer nur das Geben aus ganzem Herzen, sondern auch das Annehmen aus ganzem Herzen. Viele Menschen tun sich schwer, anzunehmen und das Geschenk zu genießen, und nicht zu denken, was man als Ausgleich geben könnte. Alleine schon das Annehmen ist auch ein Geben, da hier die Energie des Lebensflusses frei gesetzt wird. Dankbares Nehmen aus ganzem Herzen ist also auch schon Geben. Der Schenkende wird durch dankbares Annehmen sofort in den kosmischen Fluss der Fülle gebracht. Nehmen Sie die Fülle an. Bereichern Sie sich aber nicht auf Kosten anderer.

Denken Sie daran, dass Sie in irgendeiner Form einen Ausgleich geben müssen.

Bleiben Sie offen für die Fülle und leben Sie diese, so weit es Ihrem momentanen Lebensumstand entspricht. Fülle kann man immer im Leben entdecken. Für einen Menschen in einem Trockengebiet ist ein Wasserhahn, aus dem trinkbares Wasser fließt eine Quelle endloser Fülle. Es gilt also, die Fülle in einem Leben zu entdecken, jenseits von Konsum und Materialismus.

Entdecken Sie also die Fülle in Ihrem Alltag, die offen vor Ihnen liegt. Diese Dinge dienen dazu, zu lernen, sich für die größeren Dinge in Leben zu öffnen, die sich manifestieren wollen. Achten Sie auch auf die kleinen Segnungen des Lebens, und warten Sie nicht auf die große Showveranstaltung des Universums. Alles muss gelernt werden, auch das Geben und Nehmen.

Das Gesetz der Fülle ist natürlich eng verbunden mit dem Gesetz der Dankbarkeit. Fülle im Leben entdecken bedeutet dankbar zu sein für alles, was das Leben einem bietet.

Affirmation

Geben und Nehmen sind im Gleichgewicht.

Kinesiologische Übung:

Akupunkturpunkt Lu 8 Punkt (Bild) links und rechts mit 2 Fingern klopfen. Der Punkt befindet sich einen Daumen breit von der dem Daumen zugewandten Handgelenksfalte. Während des Klopfens können Sie an das Gesetz denken und die Affirmation mehrmals aussprechen. Versuchen Sie tief ein und auszuatmen, spüren Sie die Energie, die durch Ihre Lungen freigesetzt wird und lassen Sie die Affirmation über den Punkt sich langsam in Ihrem System integrieren.

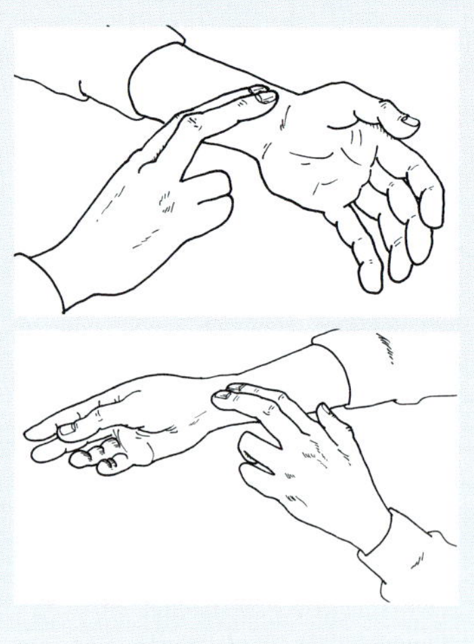

Spagyrische Mischung:
Rezeptur Phylak Sachsen GmbH

„Geben und nehmen sind im harmonischen Fluss“

- Rauwolfia serpentina
- Angelica archangelica
- Drosera
- Iris
- Achillea millefolium
- Neem (Azadirachta indica)
- Taxus baccata

Dosierung:
Mehrmals tgl. einen Hub in die Aura sprühen.

Wirkung:
Rauwolfia befreit Sie von zu starrem Denken, wie die Dinge sein sollten. Wie es um den Ausgleich in Ihrem Leben bestellt sein sollte.

Angelica öffnet Sie für die kosmischen Maßstäbe des Gebens und Nehmens, die dem menschlichen oft in der Logik widersprechen.

Drosera erlöst das Nur haben wollen, und öffnet Ihr Herz dafür, auch zu geben.

Iris schult Ihren Blick für das, was Sie zwar haben könnten, aber nicht brauchen und von vorne herein loslassen können. Achillea bringt Sie zurück zu dem, was Sie als Ausgleich erachten, und nicht, was gesellschaftlich anerkannt ist. Neem befreit Sie in die spirituelle Freiheit, um Geben und Nehmen als spirituelle Lektion anzuerkennen.

Taxus ist die Pflanze der großen Freiheit. In der Symbolik wird die Eibe mit einem Adler verglichen, der frei und unbeirrt durch die Lüfte schwebt. Sie ist vor allem wichtig bei schwerwiegenden Entscheidungen, die Sie dann treffen müssen, wenn Sie der festen Überzeugung sind, das als Ausgleich zum Beispiel eine Hingabe Ihres Lebens an eine bestimmte Lebensform wie Klosterleben oder ähnliches sein sollte. Diese Entscheidungen kann man nur mit einem großen Überblick über das Leben und einer großen Freiheit treffen.

Das Gesetz der Dankbarkeit

Dankbarkeit ist schon fast ein altmodisch anmutendes Wort. Wir reden lieber von Standards, die selbstverständlich sein sollten. Von Dingen, die uns zustehen. Von Selbstverständlichkeiten, die eigentlich keine sind, wie z.B. Gesundheit und Wohlstand. Und erst wenn uns diese Dinge, die wie selbstverständlich zu unserem Leben gehören, abhanden kommen, fangen wir an, nachzudenken. Nachzudenken darüber, was uns jetzt fehlt, was bisher selbstverständlich war und nun auf einmal verschwunden ist. Wir wünschen uns dann oft den Modus zurück, für den wir einmal bewusst oder unbewusst nicht dankbar gewesen sind, da wir nun merken, dass das Glück bei uns war, ohne es zu merken.

Es gibt einen schönen Spruch: „Du bist zu schnell gerannt für das Glück, jetzt, wo Du müde wirst, holt es Dich ein." Wir sollten lernen, das Glück in dem Moment wahr zu nehmen, in dem wir es erleben, und nicht erst in der Nachschau.

Den Menschen geht es in unserer Gesellschaft sehr gut. Die Grundbedürfnisse sind weitest gehend abgedeckt. Es gibt fast niemanden, der wirklich Hunger leidet, im Winter friert oder kein reines Wasser für den täglichen Durst hat. Dies hat unsere Wahrnehmung in Bezug auf die Dankbarkeit völlig verschoben. Die Menschen haben verlernt, für die einfachen Dinge des Lebens dankbar zu sein. Das tägliche Stück Brot, das es meist nur noch in Form von Fritten oder Burgern aus der Imbisskette gibt, ist schon längst so selbstverständlich geworden, dass es gar nicht mehr wahrgenommen wird. Wasser kommt aus dem Wasserhahn, und im Winter dreht man einfach die Heizung auf.

Häufig hört man auch Sprüche wie: „Das mache ich am besten alles alleine, dann muss ich niemandem dankbar sein." Danke zu sagen scheint für viele Menschen ein Ding der Unmöglichkeit zu sein. Wir schuften lieber und rackern uns ab, nur um nicht dankbar sein zu müssen. Dabei entsteht im Laufe eines Lebens das Gefühl, man schuftet sich ab, und alles, was das Leben einem schenkt, gehört einem selbstverständlich, da man sich dafür abgerackert hat. Dabei geht dann ganz schnell das Gefühl für die Segnungen des Lebens verloren.

Dankbarkeit, wenn überhaupt, gibt es, häufig nur noch sehr kurz, für den neuesten IPod oder das neueste Automodell.

In wissenschaftlichen Untersuchungen hat man herausgefunden, dass das Phänomen der Dankbarkeit für neue Dinge, egal wie groß sie sind, meist ca. 12 Wochen anhält. Dann ist es schon wieder zur Selbstverständlichkeit geworden und löst keinerlei Glücks- oder Dankbarkeitsgefühle aus. Egal, ob es sich um das neue Haus, den neuen Partner oder einfach ein neues Handy handelt.

Deshalb ist es besonders wichtig, dieses Gefühl der Dankbarkeit, das im Gehirn so schnell in den Untiefen der Gehirnwindungen verschwinden kann, zu pflegen.

Lernen Sie Dankbarkeit zu zeigen für:

- Frieden
- freie Meinungsäußerung
- Gesundheit
- sein Potenzial ausleben zu können
- die Erfahrung des Geliebtseins
- die Möglichkeit persönlichen Wachstums
- für einen funktionierenden Körper
- die Möglichkeiten, sich frei zu informieren ohne Angst vor Repressalien

Die Liste könnte unendlich lang sein. Sie soll Ihnen letztendlich als Inspiration dienen. Erstellen Sie Ihre eigene Liste der Dankbarkeit. Machen Sie morgens nach dem Aufstehen im Geiste oder auf einem Blatt Papier eine Liste, für das, wofür Sie heute wieder dankbar sein können und sollten. Sie sollten durch diese Liste so weit kommen, dass Sie zu einer Leichtigkeit des Seins führt, die tiefe Dankbarkeit auslöst.

Wenn Sie aus diesem Dankbarkeitsritual eine spirituelle Übung machen möchten, können Sie auch folgendermaßen vorgehen:

Sie sollten nicht vergessen, sich auch für Dinge zu bedanken, für die Sie momentan nicht so richtig dankbar sein können.

Wir wissen oft erst im Nachhinein, dass ein Ereignis, welches uns zum Ereigniszeitpunkt als negatives Schicksal erschienen ist, sich dann doch als gut und richtig für das Fortkommen auf unseren weiteren Lebensweg heraus stellt. Auch sollten wir davon ausgehen, dass Schicksal und auch Krankheitsgeschehen, nicht willkürlich und in böser Absicht geschehen, sondern, um uns auf unserem Lebensweg zu korrigieren.

So können wir in letzter Konsequenz davon ausgehen, dass letztendlich alles in unserem Leben zu unserem Besten geschieht.

In einer Geschichte von Neal Donald Walsh beschreibt dieser den Weg einer neugierigen kleinen Seele, die Erfahrungen auf der Erde machen möchte. Sie bekommt alle Instruktionen für ein Erdenleben mit auf den Weg, und ganz zum Schluss die Ermahnung, dass alle Menschen, die Ihr auf dem Lebensweg begegnen, nur Engel sind, die ihr helfen sollen, sich zu entwickeln.

Was hindert uns also daran, das Dankbarkeitsritual auch auf Lebensbereiche oder Ereignisse im Leben auszudehnen, für die wir vordergründig erst einmal nicht dankbar sein können oder wollen.

Sie können also eine Liste schreiben, die Sie jeden Tag erneuern, auf der ganz oben steht:
„Heute bin ich dafür dankbar, dass…"

Und dann alle Dinge aufführen, die in Ihrem Leben passieren. Auch und vor allem natürlich Dinge, die Ihnen einmal erst einmal alles andere als Dankbarkeitsgefühle entlocken.

Diese Übung hilft Ihnen, Tag für Tag eine neue Sichtweise auf Dinge und Ereignisse zu kreieren. Sie programmieren Ihr Gehirn neu. Es wird täglich neue Dinge wahrnehmen, die Sie in den Dankbarkeitsmodus versetzen werden. Und eines Tages merken Sie dann, dass Sie gelernt haben, das Leben und seine Eigenheiten aus einem völlig neuen Blickwinkel wahrzunehmen. Und die mit dieser neuen Wahrnehmung einher gehenden Glücksgefühle zu spüren.

Dankbarkeit hat sehr viel mit Wahrnehmung zu tun, und diese schulen Sie auf eine positivierende Art und Weise. Sie werden auch merken, dass Ihr Gefühl, nicht zu genügen oder Mangel zu leiden, extrem nachlassen wird, wenn Sie die Dankbarkeitsübungen täglich machen.

Sie lernen auch, mit Ihren Gefühlen und Wahrnehmungen bei sich zu bleiben, und Glück als persönliches Ereignis wahrzunehmen, dass Sie fast zu 100 % selbst steuern. Einfach nur durch wahrnehmen und in die richtige Relation bringen.

Affirmation

Ich bin dankbar für alle Ereignisse in meinem Leben.

Spagyrische Mischung:
„Ich bin dankbar für die Segnungen des Lebens"

Rezeptur Phylak Sachsen GmbH

- Belladonna atropa
- Echinacea pallida
- Nuphar luteum
- Euphrasia
- Datura stramonium
- Iris
- Coffea arabica
- Nicotiana tabacum
- Iris
- Okoubaka aubrevillei
- Neem

Dosierung:
Diese Rezeptur verwenden Sie am besten als Spray. Sie können mehrmals tgl. einen Hub in die Aura, auf den Kopf oder direkt in den Mund sprühen. Nachts kann zusätzlich ein Hub auf das Kopfkissen gesprüht werden.

Wirkung:
Diese Rezeptur macht Sie mit den Segnungen bekannt, die Sie im täglichen Leben erreichen, ohne dass Sie von Ihnen wahr genommen werden. Da es häufig im Leben nur um Bewusstheit und Wahrnehmung geht, ist diese Mischung vor allem im geistigen Bereich zu sehen. Sie kommen in Resonanz mit allem, was für Sie wichtig ist, um Ihr ganz persönliches Glück zu erleben. Viele Menschen wissen nicht, was Glück für Sie persönlich eigentlich ausmacht, da Ihr Denken von der Werbeindustrie und der Beeinflussung durch die Umwelt „vergiftet" ist.

Belladonna atropa zur Ruhe kommen und sich auf ihren ganz persönlichen Dankbarkeitsmodus einstellen

Echinacea pallida Energie von Jesus ins Leben integrieren

Nuphar luteum Erwachen in die Dankbarkeit

Euphrasia Dankbarkeit für die kleinen, nicht sichtbaren Dinge des Lebens

Datura stramonium den Aspekt des „Was kommt danach" integrieren, der Sie oft Dinge aus einer anderen Sicht wahrnehmen lässt. Sie erkennen, dass der Preis, den es für ein scheinbares Glück zu zahlen gibt, oft den Nutzen für ihr persönliches Leben bei weitem übersteigt.

Iris Erlösung vom Haben Wollen in das Dankbar Sein

Coffea arabica Polarität im Gehirn wird in Richtung dankbar verändert.Sie lernen, für Dinge dankbar zu sein, die Sie in diesem Zusammenhang gar nie wahrgenommen haben.

Nicotiana tabacum dankbar sein für Dinge, die man bisher nicht erkannt hat

Iris Loslassen vom haben wollen

Okoubaka aubrevillei dankbar auch sein für den Schatten und die Probleme des täglichen Lebens, die geistigen „Vergiftungen" erlösen und transformieren in positivierende Gedanken.

Neem Dankbarkeit für die spirituelle Entwicklung

Kinesiologische Übung:
Aus der Kinesiologie gibt es eine schöne Übung, bei der Sie die Arme vor sich verschränken und sich auf die zusammen gefalteten Hände konzentrieren. Die Arme, die sich nun auf Augenhöhe befinden, fangen langsam an, in Form einer Acht zu kreisen. Folgen Sie mit den Augen der kreisenden Achterbewegung Ihres Armes, ohne den Kopf zu bewegen. Sie bewegen lediglich die Augen und lassen diese den Händen folgen.

Während dieser Kreisbewegung können Sie die Affirmation Ihrer Wahl sprechen (z.B ich bin für mein Leben dankbar) oder sich gedanklich Dinge vorstellen, für die Sie Dankbarkeit empfinden oder für die Sie lernen möchten, dankbar zu sein.

Übung: Die liegende Acht

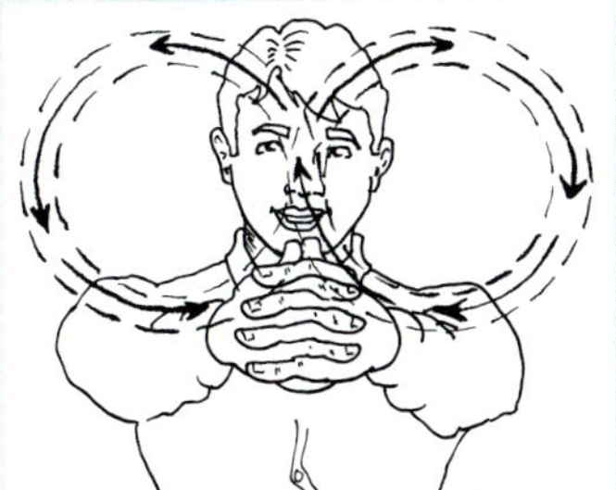

Das Gesetz des Ja zum Leben und zu mir selbst

Ihre Seele hat sich drei Monate vor Ihrer Zeugung für ein Ja zum Leben und den Lernaufgaben auf diesem Planeten entschieden.

In einem Gedicht wird es folgendermaßen ausgedrückt:

Das Leben,
das ich selbst gewählt

Ehe ich in dieses Erdenleben
kam, ward mir gezeigt,
wie ich es leben würde:
Da war die Kümmernis,
da war der Gram,
da war das Elend und
die Leidensbürde.
Da war das Laster,
das mich packen sollte,
da war der Irrtum,
der gefrangen nahm,
da war der schnelle Zorn,
in dem ich grollte,
da waren Hass und Hochmut,
Stolz und Scham.

Doch da waren auch
die Freuden jeder Tage,
die voller Licht und schöner
Träume sind,
wo Klage nicht mehr ist
und nicht mehr Plage
überall der Quell der Gabe rinnt.
Wo Liebe dem, der noch im
Erdenkleid gebunden,
die Seligkeit des Losgelösten
schenkt, wo sich der Mensch
der Menschenpein entwunden
als Auserwählter hoher Geister
denkt.

Mit ward gezeigt
das Schlechte und das Gute,
mir ward gezeigt
die Fülle meiner Mängel.
Mir ward gezeigt
die Wunde, draus ich blute,
mir ward gezeigt
die Helfertat der Engel.
Und als ich so mein künftig
Leben schaute,
da hört' ein Wesen
ich die Frage tun,
ob ich dies zu leben
mich getraute, denn der Ent-
scheidung Stunde schlüge nun.

Und ich ermaß noch einmal
alles Schlimme – „Dies ist das
Leben, das ich leben will!"
gab ich zur Antwort
mit entschloss'ner Stimme
und nahm auf mich mein
neues Schicksal still.

So ward ich geboren
in diese Welt, so war's,
als ich ins neue Leben trat.
Ich klage nicht,
wenn's oft mir nicht gefällt,
denn ungeboren hab' ich es
bejaht.

Autor unbekannt

Bei der Geburt, wo wir den Schutz der mütterlichen Höhle verlassen müssen, wird uns dann zum ersten Mal bewusst, dass wir ein Gesamtpaket gebucht haben, bei dem es viele Anteile gibt, die uns nicht so gut gefallen. Ich denke, dass der frühkindliche Tod ein Ausdruck dafür sein kann, dass sich die Seele überfordert fühlt und die Inkarnation schnell verlassen möchte.

Es gibt also bereits beim Eintritt in dieses Erdenleben, und wahrscheinlich auch schon bei der Zeit im Mutterleib, viele Ereignisse, die unserer Seele Angst machen und diese oft veranlassen, aus dem Leben auszusteigen.

Obwohl wir als Erwachsene oft ein scheinbar gutes Leben führen, uns am Leben erfreuen, gibt es bei den meisten von uns ein kleines Kämmerlein, in dem wir uns eher gegen als für das Leben entschieden haben.

Ein solches Nein zum Leben kann sich in verschiedenen Formen ausdrücken.

Dieses Gesetz könnte für Sie wichtig sein, wenn zwei oder mehrere der unten aufgeführten Dinge auf Sie zutreffen könnten.

- Die Überzeugung, dass das Leben hart ist und man sich hier auf Erde nur plagen muss. Diese Überzeugung wurde über Jahrhunderte durch die Kirchen gefördert und ist bei vielen von uns fest im System verankert, ohne es zu wissen. Falls wir aus diesem System ausbrechen möchten, ist dies häufig mit Schuldgefühlen verbunden.
- Ein Nein kann auch sein, seinen Körper abzulehnen oder manipulieren zu lassen durch Kosmetik und plastische Chirurgie.
- Die Verleugnung oder das Nicht-Wahr-haben wollen von Gefühlen.

- Sich nicht als Wesen sehen, das einen göttlichen Funken in sich trägt und verleugnen, dass man hier auf der Erde ist, um einen einmaligen göttlichen Plan zu erfüllen.
- Sein Potenzial im Leben nicht finden oder nicht leben können. Viele Menschen laufen mit einer angezogenen Handbremse durch das Leben, und man merkt, dass Sie Angst haben, in Ihre Kraft, Ihre Kreativität und Ihr Potenzial zu kommen.
- Sich selbst mit seinen Stärken und Schwächen nicht anerkennen zu können.
- Häufige Brüche in der Biographie, wie z. B. schicksalhafte Ereignisse, die sich wiederholen oder Prüfungen, die nicht abgelegt oder bestanden werden.

Sie müssen also untersuchen, ob Sie eventuell ein offenes oder verstecktes Nein zu Ihrem Leben gesagt haben, und dieser Verneinung des Lebens offen und mutig gegenüber treten. Sie sollten schauen, ob diese lebensverneinenden Muster aus Ihnen selbst kommen oder eventuell aus Ihrer Herkunftsfamilie.

Oft werden diese Muster über mehrere Generationen im Ahnenfeld weiter gegeben. Sie können sich das wie einen Rucksack vorstellen, der immer wieder weiter gegeben wird, und auch immer schwerer wird. Am Schluss ist dann der Rucksack so schwer geworden, dass die Person, die ihn in diesem Leben abbekommt, vielleicht keinen anderen Ausweg mehr sieht, als dieses Leben aktiv durch Selbstmord oder passiv durch schwere Erkrankungen oder tödliche Unfälle zu beenden.

Die spagyrische Mischung ist also so aufgebaut, dass eigene Lebensverbote aufgehoben werden und auch Muster, die durch Ihr Umfeld entstanden sind, entlarvt und somit aufgelöst werden.

Und ebenso Pflanzen integriert, die Ihnen helfen können, Seelenanteile, die bisher nicht inkarniert sind, inkarnieren zu lassen.

Affirmation

Ich sage Ja zum Leben.

Spagyrische Mischung:
Rezeptur Phylak Sachsen GmbH

- ICM 3
- TCT 3
- Podophyllum 1
- Pilocarpus 1
- Piper methysticum 1
- Sambucus nigra 1
- Ruta graveolens 1
- Nicotiana Tabacum 1
- Thuja occidentalis 1
- Quercus 1

Dosierung:
Nehmen Sie von dieser Mischung 1 bis 3 mal täglich zwischen 1 und 7 Tropfen pro Einnahme.

Wirkung:
ICM soll Ihnen helfen, auf seelischer Ebene loszulassen. TCT ist das entsprechende Pendant auf geistiger Ebene. Hier geht es also darum, geistig und seelisch loszulassen, aber auch zu erkennen, was oder welche Energien Sie am Leben behindern.

Podophyllum gibt Ihnen einen Impuls, den ersten Schritt zu tun. Dieser ist erfahrungsgemäß ja der schwierigste im Leben.

Pilocarpus ermächtigt Sie, selbstverantwortlich zu handeln. Wenn nicht jetzt, wann dann, ist die Botschaft dieser Pflanze. Und Du bist der Pilot Deines Lebens und Deines Schicksals.

Piper methysticum hilft Ihnen, Ihre eigenen, selbst auferlegten Lebensverbote und Lebensverneinungen zu durchschauen, und diese aufzulösen.

Sambucus nigra erlöst Sie von übergriffiger und negativer Energie Ihrer Mitmenschen, die zwar häufig wohlmeinend, aber dennoch für Sie destruktiv sind.

Ruta graveolens löscht die alten Programme im Gehirn. Die Festplatte wird neu geordnet, so dass Sie wieder frei und von alten karmischen Mustern unbelastet denken und entscheiden können.

NIcotiana Tabacum hilft, die unbewussten Anteile sichtbar zu machen. Alles, was Ihnen im Leben bisher verborgen geblieben ist.

Thuja sagt das JA zum Leben.

Quercus, die Pflanze der Revolution, schenkt Ihnen die Hoffnung auf ein erlöstes Leben, wenn Sie die Lebensprozesse genommen und für sich erlöst haben.

Kinesiologische Übung:
Schauen Sie in die 9 auf dem Bild angegebenen Blickrichtungen in der Reihenfolge 1 bis 9 mit Ihren Augen, ohne jedoch den Kopf dabei zu bewegen. Lediglich die Augen bewegen sich. Atmen Sie nach jeder Blickrichtung tief ein und aus und sprechen Sie die Affirmation. Nach der Übung sprechen Sie die Affirmation noch einmal aus und lassen diese als Lichtenergie durch den Körper fließen.

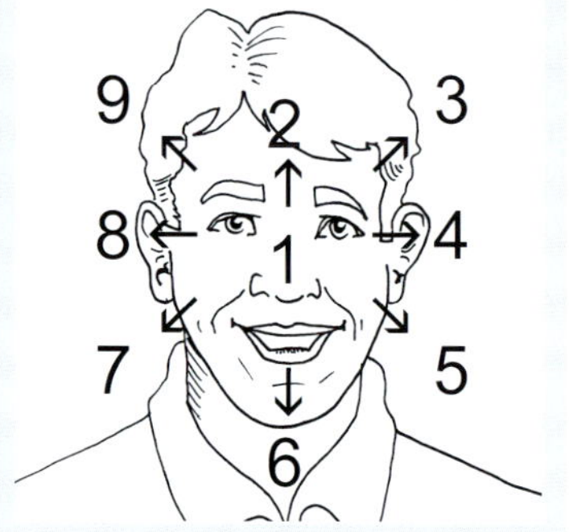

Das Gesetz der Inneren Mitte

Der Mensch in seiner Mitte, in seiner inneren Balance ist das wichtigste Thema bei allen religiösen und philosophischen Strömungen. Nur wer in seiner Inneren Mitte ist, kann aus seiner Kraft heraus sein eigenes und erfülltes Leben leben. Wir werden heute oft durch äußere Faktoren gelebt. Die Modeindustrie gibt uns in kurzen Rhythmen vor, wie wir uns kleiden sollen. Die Nahrungsmittelindustrie beglückt uns mit ständig neuesten „Erkenntnissen" zum Thema Nahrung und Gesundheit. Die Medizinindustrie wartet ständig mit neuesten Forschungsergebnissen auf, wie wir noch gesünder und glücklicher leben können.

Fakt ist aber, dass die Menschen ständig unglücklicher werden. Immer kränker, und immer anfälliger für Störungen von außen, die sich in Suchterkrankungen und psychischen Störungen äußern. Ebenso auf der körperlichen Ebene äußert sich ein Unglücklichsein durch die massive Zunahme von Krankheiten.

Der moderne Mensch ist also von einer inneren Balance oder einer ausgeglichenen Mitte weit entfernt.

In seiner Balance zu sein, bedeutet, die richtigen Entscheidungen treffen zu können, sich als geliebtes Wesen des Universums sehen. Sich im Auge des Hurrikans zu befinden, und somit in allen Lebensstürmen gelassen und ruhig zu bleiben.

Sie haben jederzeit die Wahl, sich von Ihrer Inneren Mitte herausnehmen zu lassen durch sogenannte äußere Umstände, oder trotz aller äußeren Ereignisse gelassen und ruhig zu bleiben. In der Mitte, die Umwelt beobachtend und agierend, statt nur reagierend.

In seiner Mitte sein kann man als eine Reinigung bezeichnen. Wer in seiner Mitte ist, ist automatisch auch immer im Frieden mit dem jetzigen Moment. Alle Veränderungen im Leben sind nur dann sinngebend, wenn die jetzige Situation, aus der ich mich befreien möchte, auch gereinigt und geklärt ist. Es gibt ein Sprichwort, dass man sich überall mit hin nimmt. Dies bezeichnet den Umstand, dass wir auch in einer neuen Situation die alten bleiben, wenn wir uns nicht im gegenwärtigen Moment ausgesöhnt und geklärt, gereinigt oder transformiert haben. Die Probleme sind durch die neue Situation scheinbar gelöst, tauchen aber in neuem Gewande wieder auf und verursachen die gleichen Störungen.

Dies ist häufig auch die Ursache, warum bei Menschen, die durch einen Glücksfall an Geld gekommen sind, nach kurzer Zeit alles wieder verloren wurde. Weil sich nur der äußere, aber nicht der innere Zustand geändert haben.

In seiner Mitte sein bedeutet also in erster Linie ankommen bei sich selbst. Mit sich selbst ins Reine kommen.

Als wir beim Schreiben des Kapitels die Geistige Welt um Hilfe gebeten haben, wurden wir auf die beiden Pflanzen Salvia und Sambucus nigra verwiesen. Dies bedeutet in bezug auf das Gesetz der Mitte, dass man sich nur selbst retten kann und sich nicht von anderen, häufig negativen Meinungen nicht beeinflussen lassen sollte. Gleichzeitig kam der Anruf einer Patientin mit einer Tumorerkrankung, die sich für einen Weg ohne Schulmedizin entschieden hat, aus ihrer eigenen Kraft und Mitte heraus. Die Begleitung dieser Patientin hat mich sehr viel gelehrt über das eigene in der Mitte sein und bei sich bleiben, trotz vielfacher Angriffe von Außen.

Um in seine Mitte zu kommen, gilt es drei Grundwahrheiten zu beachten:

Das Leben ist ein ständiger Wandel. Nur der Wandel ist das einzig Beständige in Ihrem Leben. Es ist also wichtig, in seiner Mitte zu bleiben, indem man dies akzeptiert. Akzeptanz und Annahme lehren Sie am besten, dass Leben als Wechselspiel zwischen Glück und Herausforderung zu sehen.

Wenn wir ständig nur Haben wollen und auf die nicht erfüllten Bedürfnisse in unserem Leben fokussiert sind, sind Sie an die Materie angehaftet und von uns und unserer Mitte entfernt. Auch die Anhaftung an Gedanken, was wir alles nicht Haben wollen, statt sich auf das zu konzentrieren, was in ihrem Leben funktioniert und was Sie sich wünschen, statt sich nicht wünschen, ist ein Entfernen von der eigenen Mitte.

Als drittes Prinzip ist das Loslassen des Ego wichtig. Die Egozentriertheit der Menschen ist eine der größten geistigen Störungen weltweit. Im Ego sein, bedeutet von sich und der Quelle, aus der man ja lebt, wenn man in seiner Mitte ist, entfernt zu sein. Ego loslassen kann man am einfachsten, indem man sich auf einen Punkt in seinem Herzen konzentriert, der Gott oder der Quelle zugeordnet ist. Atmen Sie tief in diesen Punkt hinein, wenn Sie merken, dass ein egozentrisches Gehirnkarussell beginnt, das sie von ihrer Mitte entfernen möchte.

Affirmation

Ich entscheide mich für den gegenwärtigen Augenblick.

Spagyrische Mischung:

Rezeptur Phylak Sachsen GmbH

„Ich bin stets in meiner Mitte"

- Neem (Azadirachta indica)
- Euphrasia
- Solidago virgaurea

Dosierung:

3 x 1 bis 3 x 3 Tropfen langsam steigern.

Wirkung:

Die Mischung schafft eine neue Form von Bewusstsein. Azadirachta befreit Sie auf spirituller Ebene von Anhaftungen, die Sie im Außen statt im Innen leben lassen. Mit Euphrasia erweitern Sie Ihre Wahrnehmung durch die Steigerung Ihrer intuitiven Fähigkeiten. Und Solidago bringt Sie in die Gegenwart. Die Pflanze hilft ihnen mit Ihrer Energie zu begreifen, dass die Gegenwart das Ergebnis vergangenen Denkens und Handelns ist. Das die Gegenwart diesen Prozess reinigen kann, um eine neue und strahlende Zukunft zu haben.

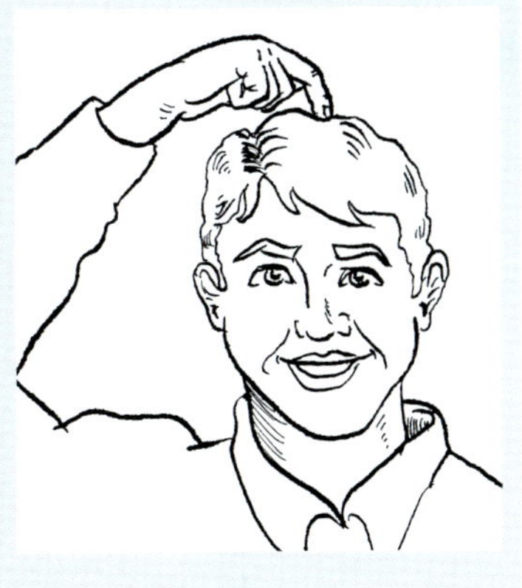

Kinesiologische Übung:
Scheitelpunkt (Bild: Den höchsten Scheitelpunkt als gedachte Verbindung zwischen den beiden Ohrmuscheln) mit 2 Fingern klopfen. Während des Klopfens stehen Sie aufrecht, spüren Sie Ihren Bauch. Ihr Hara, Ihre Mitte des Körpers. In diese Mitte atmen Sie hinein. Stellen Sie sich Ihren Atem als Goldenen Nebel vor, und sehen Sie, wie er durch Ihren Körper fließt.

Das Gesetz des Inneren Heilers

„Krankheit ist weder Grausamkeit noch Strafe, sondern einzig und allein ein Korrektiv unserer Seele, um uns auf unseren Lebensweg zurück zu führen, von dem wir abgewichen sind."

Wenn Sie sich diese Worte des großen Heilers und Arztes Edward Bach einmal klar machen, ist den Krankheiten in Ihrem Leben auch schon der größte Schrecken genommen. Sie sind deshalb krank, um etwas zu lernen. Zu lernen, wie Ihr Leben vielleicht besser funktionieren kann. Lernen, was Sie in Ihrem Leben verändern müssen, um wieder auf Ihrem Lebensweg voranzukommen. Und begreifen, dass, wenn Sie diesen Prozess akzeptieren, Ihr Körper auch die Krankheit auf der Symptomebene wieder loslassen kann, da Sie die Botschaften auf seelischer und geistiger Ebene begriffen haben.

Je schwerwiegender die Symptome sind, umso weiter sind Sie in der Regel von Ihrem eigentlich für Sie gedachten Lebensweg entfernt. Sich selber heilen zu wollen und auch zu können, bedeutet Mut zu haben. Und das Ja – Aber bleiben zu lassen. Sie müssen bei der Aktivierung Ihrer Selbstheilungskräfte im gegenwärtigen Moment bleiben, um wirklich in Kontakt mit Ihrem Inneren Heiler oder Inneren Arzt zu kommen. Und den Mut besitzen, alles in Ihrer Macht stehende zu tun, um die Heilungskräfte zu aktivieren. Mit welchen Konsequenzen für Ihr weiteres Leben auch immer.

Viele Menschen geben an der Tür des Arztes, Psychotherapeuten, Psychiaters oder Heilpraktikers Ihre ganze Verantwortung und Macht ab, und übergeben diese dem jeweiligen Behandler. Sie sind sich der Heilungskräfte und Mächte in ihrem Inneren, die Sie in sich tragen, nicht bewusst. Nelson Mandela hat einmal in einem Gedicht gesagt, dass die Menschen nicht Angst haben vor ihrem eigenen Unvermögen, sondern Angst haben vor ihrer eigenen Kraft.

Natürlich ist es auch wichtig, in das Heilungsfeld des jeweiligen

Heilers oder Behandlers einzutauchen. Jeder Heiler und jede Therapie hat ein entsprechendes Feld, das Ihnen helfen wird, die schon in diesem Feld gespeicherten Heilungsenergien in Ihr System zu übernehmen. Alle Menschen, die schon die von Ihnen angestrebte Art der Heilungsarbeit schon gemacht haben, haben ein Resonanzfeld hinterlassen, in das Sie eintauchen können. Dieses Resonanzfeld hat eine sehr starke Macht und wirkt überall auf der Erde gleich. Sie können also beim Eintauchen in dieses Feld Energien nutzen, die Ihrem Inneren Heiler ermöglichen, aus einem riesigen Heilungspotential, das wie ein Netz über die Erde aufgebaut ist, Energien für Ihre Heilung zu ziehen.

Denken Sie zum Beispiel an die Misteltherapie in der Krebstherapie, die auf Rudolf Steiner zurück geht. Er hat erkannt, dass die Mistel auf dem Wirtsbaum die gleichen Verhaltensweisen an den Tag legt, wie die Krebszellen in Ihrem Körperinneren. Und hat aus dieser synchronen Verhaltensweise seine regulierende Krebstherapie abgeleitet. Diese wird seit Jahrzehnten mit Erfolg angewendet, und alle Menschen, die sich dieser Therapie unterziehen, können sich aus diesem Energiefeld bedienen. Ihr Innerer Heiler dockt an dieses System an, und macht sich die Energie dieses morphogenetischen Feldes zu nutze.

Die meisten Menschen machen sich gar nicht bewusst, dass ihr Körper jeden Tag und jede Minute ihres Lebens ein Wunderwerk an Heilungs- und Reparaturvorgängen ist. Millionen von Zellen werden stündlich repariert, neu aufgebaut. Ihr Körper pumpt täglich viele Liter Flüssigkeiten durch Ihren Körper, die die Zellen mit notwendigen Nährstoffen versorgen. Ihre Organe arbeiten Tag und Nacht, und sind ein wahres Wunderwerk an Funktionalität.

Wenn Sie eine kleine Wunde haben, machen Sie sich normalerweise keine Gedanken darüber, wie Ihr Körper mit dieser Wunde umgeht. Wie er wundheilungsfördernde Stoffe an die Wunde schickt, einen Kleber, der die Wunde verschliesst. Erreger, die

die Wundheilung gefährden, unschädlich macht und die Blutung stoppt. Das gleiche macht Ihr Körper auch bei allen anderen Krankheitsvorgängen. Sie müssen nur zulassen, dass diese Arbeit geschehen kann.

Zulassen können, dass Heilung geschehen darf, ist die erste und wichtigste Voraussetzung, Ihren Inneren Heiler zu aktivieren. Zulassen, sich auf die Heilung einlassen, die Kräfte in Ihrem Inneren spüren, die dort schlummern, und für die Heilung zum Einsatz kommen möchten. Und Loslassen aller Gedanken(muster), Menschen, Therapeuten und Gedankenmuster, die diesen Prozess stören. Legen Sie sich einen Mechanismus der Abgrenzung gegenüber anderen Menschen und Therapievorschlägen zu, der für Sie in der Heilungsphase überlebensnotwendig ist. Schließen Sie alle Energien aus, die Ihr Heilungsfeld destabilisieren. Egal, um welche Art von Krankheit es sich handelt.

Sie sollten sich abgrenzen lernen, und wenn Sie dies auf energetischer Ebene nicht können, müssen Sie nötigenfalls eventuell sogar eine räumliche Distanz schaffen, die Ihnen die notwendige Sicherheit und Abstand zu destruierenden Therapien und Menschen gewährleisten. Zur energetischen Abgrenzung können Sie im Kapitel „Schutzmischungen" eine entsprechende Rezeptur für die Art von Energien raussuchen, die Ihnen hilft, sich energetisch abzugrenzen.

Die erste Instanz, die Ihnen die Kraft nimmt, ist die Diagnose, die gestellt wird. Diese entscheidet darüber, wie Ihr System die Information weiter verarbeitet. Harmlose Diagnosen bedeuten in der Regel für Sie, dass Sie sich keine Gedanken über Ihre Heilung machen müssen. Sie vertrauen wie selbstverständlich darauf, dass Ihr Körper die notwendige Heilungsarbeit durchführen wird. Schwerwiegende Diagnosen führen oft sofort dazu, dass Sie durch den Schock in eine Reaktionsstarre kommen, die auch einen sofortigen Machtverlust bedeutet. Dieser Schock ist in den Zellen abgespeichert, und falls er nicht aktiv deprogrammiert wird, behindert er Ihr ganzes weiteres Leben die (Selbst)Heilungskräfte des Körpers.

Wenn dann noch die Sprache des Überbringers der Botschaft eine angstbesetzte Sprache ist, die vielleicht uralte in Ihnen schlummernde Ängste wachruft, dann haben Sie einen tödlichen Cocktail an schockhaften Fehlinformationen, die Ihr System völlig blockieren und die Heilungskräfte im Inneren lahmlegen.

Überlegen Sie einmal, wie es wäre, auch schwerwiegende Diagnosen erst einmal so aufzunehmen, wie zum Beispiel den Hinweis, dass Sie einen Schnupfen haben, und dann erst sich weitere Gedanken über Ihren Weg der Heilung machen. Damit sind die Zellen nicht im Schockmodus, das ganze System blockiert, und Sie können die körpereigene Intelligenz zur Heilung nutzen und offen bleiben für die Impulse, was Ihrer Heilung dienlich sein kann. Sie können sich Gedanken machen über Alternativmethoden zur üblichen schulmedizinischen Vorgehensweise, oder einfach klar darüber werden, dass alles, was Sie zur Heilung brauchen, bereits in Ihrem Inneren vorhanden ist. Die häufigste Diagnose ist übrigens die Fehldiagnose. Gehen Sie mit Ihren Symptomen zu fünf verschiedenen Behandlern, und Sie haben mindestens fünf verschiedene Meinungen und Diagnosen.

Überlegen Sie auch ganz genau, nötigenfalls mit Hilfe verschiedener Mediziner oder Therapeuten, wie der Heilungsweg für Sie ganz persönlich aussehen kann. Nehmen Sie dabei soviel Meinungen wie möglich in Anspruch. Wir erleben in der täglichen Praxisarbeit immer wieder, dass Menschen bei sehr schwer wiegenden Entscheidungen sich häufig nur auf die Meinung eines Therapeuten verlassen. Doch auch in der Schulmedizin gibt es häufig viele Wege und Meinungen, die oft sehr konträr sind. Allein zwischen meinem Heimatort Augsburg und den Krankenhäusern in München gibt es oft erhebliche Meinungsunterschiede in der Therapie. Wir haben schon manchem Patienten viel Leid erspart, indem wir ihn auf die Möglichkeit der

Inanspruchnahme verschiedener Meinungen hingewiesen haben. Natürlich ist es manchmal wichtig, die Hilfe eines Menschen in Anspruch zu nehmen, der Ihnen einen Impuls zur Heilung geben kann. Vielleicht in Form von Medikamenten, von Energien oder einfach Worten. Aber die Umsetzung der Heilung in Ihrem Körper findet dann in Ihnen selber statt. Nur Sie haben die Macht, diesen Prozess der Heilung zu steuern und die Energien dahin zu lenken, wo Sie Ihnen am besten dienen können.

Ein wichtiger Schlüssel zur persönlichen Macht der Heilung ist die Entscheidung, sich auch selber heilen zu wollen. Es geht hier also auch immer um Entscheidungsfähigkeit. Die Entscheidung zur eigenen Macht und zur eigenen Heilung. Ja zu sagen zur Heilung, und letztendlich auch Ja zu sagen zu sich selbst.

Stellen Sie sich diesen Heiler ruhig als Person oder Wesenheit vor, die in ihrem Inneren wohnt, und dort als eigene Instanz die Heilungskräfte Ihres Körpers steuert. Geben Sie dieser Instanz einen Namen und eine Form, die Sie in Ihr System integrieren können. Sind Sie dabei nicht zu abstrakt. Wenn Sie sich den Inneren Heiler als den guten alten Hausarzt vorstellen, den Sie aus Ihrer Kindheit kennen, dann sieht der Innere Heiler für Sie eben so aus. Je konkreter eine Vorstellung ist, umso einfacher ist es für Ihren Körper, geistige und seelische Impulse umzusetzen in Heilungsimpulse.

Kämpfen Sie nicht gegen eine Krankheit an, sondern heißen Sie diese erst einmal als Freund in Ihrem Leben willkommen. Die Krankheit hat ja eine Botschaft, und diese Botschaft wird umso besser begriffen, je mehr Sie sich positiv auf diese Krankheitssymptome einstimmen.

Wenn Sie die Botschaft der Krankheit begriffen haben, ist es auch meist gar nicht mehr notwendig, zu kämpfen, sondern Heilung kann einfach und mühelos geschehen.

Welche Botschaft die Krankheit für Sie haben kann, ist natürlich von Individuum zu Individuum sehr unterschiedlich. Jeder Mensch hat seine eigene Wahrheit. Doch kann es durchaus helfen, sich in Büchern zum Thema Symptome und Krankheitsursachen zu informieren.

Zum Schluss möchte Ich Ihnen noch einen Satz aus Star Wars Trilogie mitgeben: „Möge die Macht (Ihres Inneren Heilers) mit dir sein"

Affirmation

Ich lasse Heilung auf höchster Ebene geschehen.

Spagyrische Mischung:

Rezeptur Phylak Sachsen GmbH

„Ich aktiviere den Inneren Heiler"

- Yohimbe
- Iris
- Carduus marianus
- Achillea millefolium
- Tilia
- China
- Humulus lupulus
- Yohimbe

Dosierung:

Sprühen Sie von dieser Mischung mehrmals tgl. einen Hub in die Aura und zusätzlich nachts vorm Schlafen gehen direkt auf Ihr Kopfkissen.

Wirkung:

Die Anfangsbuchstaben dieser Mischung bilden das Wort: Why I catch you! Warum Dich diese Krankheit ereilt hat (freie Übersetzung der Verfasser). Die Rezeptur macht Ihnen also klar, warum und weshalb sich diese Krankheit in Ihrem Körper manifestiert hat. Dies ist der Anfang der Heilung. Wenn Sie nicht verstehen können, warum Sie eine Krankheit haben und deren Sinn in Ihrem Leben erkennen, werden Sie die Heilungsarbeit nicht machen können und keinen Zugang zu Ihrem Inneren Heiler haben. Wenn sie sich als Spielball schicksalhafter Mächte sehen, oder die Krankheit auf rein körperlich-zellulärer Ebene sehen, werden Sie wahrscheinlich auch nicht sehr weit im Heilungsgeschehen kommen. Wenn die Bewusstseinsarbeit hinter einem Krankheitsgeschehen nicht gemacht wird, kann eine tiefgreifende, radikale Heilung nicht geschehen. Es gibt dann höchstens eine Art Stillstand, der in der Schulmedizin über Jahre beobachtet wird, da man ihm intuitiv misstraut. Bei vielen Patienten, die schwerwiegende Krankheiten auf der körperlichen Ebene „therapiert" haben, finden wir oft ein Angstmuster und ein gespeichertes Informationsfeld in den Energiezentren des Menschen, die jederzeit wieder aktiviert werden können. Der Patient nimmt dies häufig als dumpfe und kaum wahrnehmbare Angst wahr.

Yohimbe öffnet ihr siebtes Chakra, um die Informationen aus der Geistigen Welt fliessen zu lassen. Iris ermöglicht Ihnen, sich mal genauer und von der anderen Seite der Medaille zu betrachten. Auch einmal Ihre Schatten anzuschauen. Carduus marianus hilft Ihnen, mit der spirituellen Energie von Maria sich abzugrenzen. China eröffnet das Potential, das in Ihnen schlummert, aber das Sie sich bisher weigern, zu leben. Achillea millefolium möchte Sie von der gesellschaftlich anerkannten Meinung zum Thema Heilung befreien. Tilia ist Ihr Coach im persönlichen Heilungsgeschehen, und bringt Sie mit den richtigen Menschen und Energien zusammen, die für Ihre Heilungsarbeit notwendig sind. Humulus verheißt Ihnen eine neue und hoffnungsvolle Zukunft, wein Sie den Boden gut bereitet haben, auf der Ihr neues Leben aufbauen kann.

Kinesiologische Übung:

Sie beklopfen das Dritte Auge, ein Punkt, der zwischen Ihren Augenbrauen sitzt. Dort wird in der traditionellen spirituellen Medizin der Sitz des 6.Chakras und der intuitiven Wahrnehmung gesehen. Klopfen Sie sanft, eher wie eine leichte Massage oder vibrieren, und stellen Sie sich dabei vor, wie heilendes Licht durch Ihren Körper strömt.

Stellen Sie sich auch bildlich einen Heiler vor, der Ihnen Antwort auf alle Ihre Fragen gibt. Freunden Sie sich mit diesem inneren archetypischen Anteil in sich an, da er Sie ein Leben lang und auch in Zukunft bei Ihrer (Selbst)Heilungsarbeit begleiten wird. Sie können sich den Inneren Heiler auch als Erzengel Raphael vorstellen. Der Name Raphael bedeutet: „Gott heilt". Und darum geht es ja bei Ihrer Heilung. Den eigentlichen Göttlichen Anteil in Ihnen zu entdecken, der Sie zur Heilung führen wird.

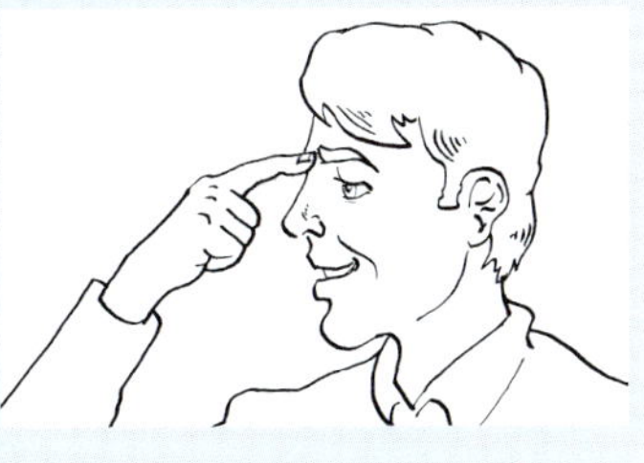

Das Gesetz der Freiheit

„Unfreiheit auf dem Lebensweg macht krank"

Das Gesetz der Freiheit könnte auch heißen, das Gesetz der Inneren Gewissheit, auf seinem Lebensweg zu sein. Damit ist natürlich verbunden, Entscheidungen zu treffen. In der Kinesiologie spricht man von: „Du hast immer die Wahl". Sie haben also die Wahl, Entscheidungen zu treffen, die Sie in die Freiheit führen. Oder eben in die Unfreiheit. Sie haben in jeder Minute Ihres Lebens die Wahl.

Es gibt eine Geschichte von einem politisch Gefangenen, der nackt und in völliger Dunkelheit in einem Verlies eingesperrt war. Scheinbar ausgeliefert und ohne Wahl. ER hat sich aber dann dafür entschieden, sich nicht als Opfer zu fühlen und begann mit visuellen Reisen und der Visualisation von schönen Alltagsereignissen. Er stellte sich vor, in einem Cafe zu sitzen, spürte den Geschmack des Kaffees auf seiner Zunge. Genoss die Menschen, die er vorbei laufen sah. Sah sich in einem Kino sitzen und erlebte Filme nach. Er hat das ganze mit körperlichen Blessuren, aber ohne psychische Schäden überlebt.

Diese Geschichte verdeutlicht, dass wir in irgend einer Form immer eine Art von Wahl haben, wir müssen uns nur als freie Menschen sehen und wahrnehmen, damit wir dies anerkennen können.

Viele sehr schwerwiegende Krankheiten kann man als Verharrungskrankheiten in der Unfreiheit bezeichnen, die die Seele auf den Plan rufen, der Seele über körperliches Leid (Leid leitet) Entwicklungsimpulse zu geben. In der Psychosomatik spricht man davon, dass Leid letztendlich den Menschen (an)leitet, Korrekturen auf dem Lebensweg vorzunehmen.

Falls Sie Impulse der Seele über einen langen Zeitraum ignorieren, startet diese eventuell sogar das zelluläre Ausstiegsprogramm, das in der Freiheit der Seele durch den körperlichen Tod gipfelt.

Mit Unfreiheit sind hier Irrwege des Menschen gemeint, die dieser aus systemischen, familiären oder einfach unbewussten Anteilen seines Selbst geht. Ein häufiges Beispiel für Unfreiheit ist die Berufswahl, die eher von der Familie oder Vernunftsentscheidungen getroffen wird, statt aus der Freiheit der Lebensaufgabe und der sinnhaften Gestaltung des eigenen, freien Lebens.

Ein Synonym für Freiheit wäre einfach, täglich Entscheidungen für sich und seinen Lebensweg zu treffen. Sich spüren, seine eigene Energie und Bedürfnisse fühlen und wahrnehmen.

Jeder Mensch hat seinen eigenen und individuellen Weg, den man in jedem Fall respektieren muss. Deshalb ist das Gesetz der Freiheit auch eng mit dem Gesetz der Liebe verbunden. Einem Menschen die Freiheit zu schenken, ist oft auch ein großer Akt der Liebe. Über seine Ängste, seine eigenen Muster dem Gegenüber die Freiheit zuzugestehen, auch wenn man vielleicht völlig anderer Meinung ist, ist ein sehr großer Akt der Liebe. Der eigene Lebensweg ist ein Göttliches Geschenk, und wenn man diesem folgt, ist man automatisch immer in seiner persönlichen Freiheit und damit heil. Wenn man dem eigenen Lebensweg folgt, bedeutet dies auch eine Erweiterung des Bewusstseins. Damit sind natürlich vielfältige Risiken verbunden.

In der Bibel wird über einen Menschen gesprochen, der die Welt gewinnt, und dabei Schaden an seiner Seele anrichtet. Dies wird in der heutigen Zeit häufig praktiziert. In dem Drang nach Freiheit wird oft übersehen, dass Freiheit auch ein großes Maß an Disziplin, Verantwortlichkeit, Demut und Einhalten von Grenzen notwendig macht, die dem Menschen in seinem freiheitlichen Mensch Sein stützen. Deshalb ist es wichtig, in der Freiheit auch ein hohes Maß an Bewusstheit zu haben, um Freiheit nicht für die Zwecke des Egos zu missbrauchen.

Die Freiheit sollte nie so weit gehen, dass andere Menschen durch Ihre freiheitlichen Entscheidungen Schaden nehmen. Sie müssen hier aber klar trennen zwischen wirklichem Schaden, und dem vom Gegenüber wahrgenommenen.

Mit Ausrufen wie: „Das kannst Du uns doch nicht antun" und ähnlichen Sätzen ist häufig nur das eingeschränkte Denken des Gegenübers gemeint, das nun Schaden nimmt, und nicht ein tatsächlicher. Es ist sicher kein Schaden für alle Beteiligten, wenn Sie den Berufsweg verlassen, der seit Generationen in Ihrer Familie vorherrscht und vielleicht schon viele Familienmitglieder über Generationen unglücklich gemacht hat.

Freiheitliches Sehnen ruft oft bei den Menschen in der Umgebung, die ängstlich auf den Partner, Freund oder Familienangehörigen schauen, und seine nun erwachenden Kräfte, die automatisch mit der Freiheit einher gehen, wahrnehmen, Abwehrhaltungen hervor.

Oft sind die Menschen, die am stärksten an der Unfreiheit in Form von Opferdasein und im Leid verharren, diejenigen, die am meisten Widerstand gegen Menschen bieten, die sich auf dem Weg der (persönlichen) Freiheit befinden. Auch hier wieder der beliebteste Spruch: „Das kannst Du uns/Deiner Familie doch nicht antun!"

Freiheitliches Denken und Handeln macht Sie für die Gegenwart sehr präsent, und Sie werden deshalb besonders häufig von anderen Menschen, aber auch nicht sichtbaren Energieformen wahrgenommen. Ein präsenter Mensch erregt automatisch die Aufmerksamkeit seiner Umwelt, aber auch von Fremdenergien. Ein Mensch auf dem Weg in die Freiheit ist häufig Angriffen ausgesetzt. Deshalb ist es hier wichtig, sich selbst zu schützen.

Sie können sich schützen, in Form von Abgrenzung, dem Einsatz von Schutzsprays (siehe Kapitel Schutzmischungen) oder einfach räumlicher Abgrenzung praktizieren.

In der vorgestellten Mischung sind alle Aspekte enthalten, die das Thema innere und äußere Freiheit eines Menschen beinhalten.

Affirmation

Ich lebe aus meiner Quelle der Inneren Kraft.

Kinesiologische Übung 1:

Schließen Sie dabei die Augen und halten Sie die linke Hand im Herzbereich, um die dort fließenden Energien wahrzunehmen. Danach können Sie die Augen wieder öffnen, um den Text abzulesen. Oder Sie sprechen den auswendig gelernten Text in Gedanken mit geschlossenen Augen.

„Ich erlaube mir, mit jedem Atemzug etwas mehr der Mensch zu sein, als der ich gemeint bin. Ich bin in meiner Mitte und voller Kraft und Energie, um für mich und mein Leben einzustehen."

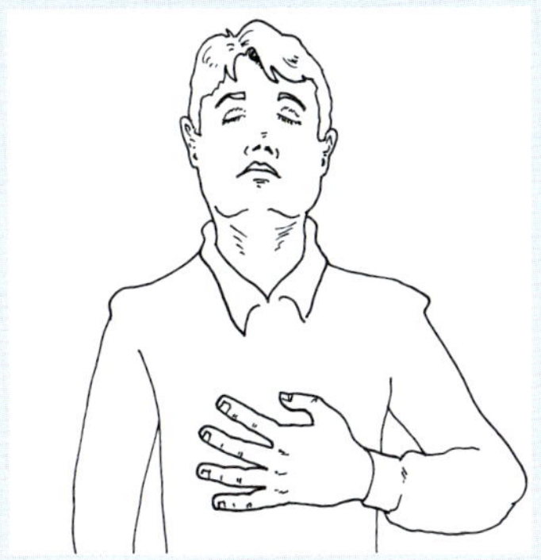

Kinesiologische Übung 2:

Versuchen Sie bei dieser Übung zu lächeln und Ihre Quelle innerlich zu begrüßen, sie wird oft vergessen und braucht in diesem Moment Ihre Anerkennung. Klopfen Sie den Zentralmeridian ZM 24 unterhalb der Unterlippe in gedachter Verlängerung der Nase mit zwei Fingern sanft und sprechen Sie dabei die Affirmation: „Ich lebe aus meiner Quelle der Inneren Kraft".

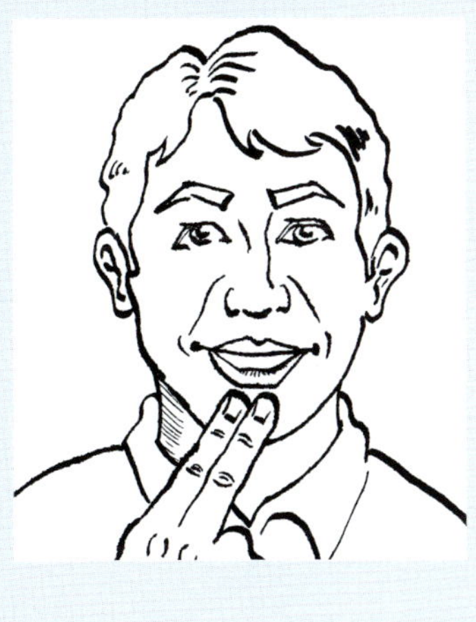

Spagyrische Mischung:
Rezeptur Phylak Sachsen GmbH

„Ich bin frei und selbstbestimmt"

- Sabal serrulatum
- Chelidonium majus
- Aralia racemosa
- Ruta graveolens
- Piper methysticum
- Pilocarpus
- Quercus

Dosierung:
Nehmen Sie von der unten angegebenen Mischung SCARPP zwischen 1 und 8 Tropfen tgl. mehrmals ein. Fangen Sie niedrig dosiert an, und steigern Sie langsam. Damit durchlaufen Sie die geistige und seelische Ebene, und bei 8 Tropfen landen Sie dann auf der Schnittstelle zwischen körperlicher und energetischer Ebene.

Wirkung:

Sabal serrulatum
- Versöhnung mit Gott
- Auflösung des Minderwertigkeitskomplexes

Chelidonium majus
- Alles, was uns be(nieder)drückt
- Entlastet Lebenssituationen, die uns überfordern

Aralia racemosa
- Psychoaffektive Stabilität
- Ohne Angst aussprechen, was man meint

Ruta graveolens
- Löschung lebensfeindlicher Programme, die sich in unser Gehirn eingefressen haben.
- Geistige Freiheit und Neutralität

Piper methysticum

- Aufhebung der sich selbst auferlegten Lebensverbote
- Über sich selbst hinaus wachsen

Pilocarpus

- Aufhebung der im Reptiliengehirn gespeicherten Urängste
- Sein Schicksal selbst in die Hand nehmen

Quercus befreit Ihre Inneren Kräfte.

Die Mischung soll Sie also in Ihre innere Mitte, in Ihre innere Kraft bringen. In den Bereich in sich, den Sie als Quelle, als Kraftplatz bezeichnen, oder als Ihren Ursprung, an dem Sie so sind, wie Sie als Seele gedacht waren für dieses Leben. Aus dieser inneren Quelle, die man auch als Zugang zur göttlichen Ebene bezeichnen könnte, erleben Sie sich in einer Klarheit und Weisheit, die Ihnen hilft, alle anstehenden Lebensentscheidungen aus Ihrer Kraft heraus zu treffen. Quercus am Ende der Rezeptur hilft Ihnen, wenn nötig, revolutionäre Entscheidungen zu treffen, die Sie wie ein Katapult aus einer Situation herausmanövrieren.

Das Gesetz der Selbstermächtigung

Der Mensch ist über die Jahrhunderte immer wieder darauf trainiert worden, seine Macht an äußere Institutionen abzugeben. Schon in der Frühzeit der Menscheit haben sich Gruppen und Sippen gebildet, wo eine Mächteteilung statt gefunden hat. Die einen haben gejagt, die anderen sich um die Kinder gekümmert. Wieder andere haben Beeren und Pflanzen gesammelt.

Dieses System hat sich dann über die Jahrhunderte immer weiter verfeinert, ist subtiler geworden. Machtstrukturen waren dann teilweise immer schwerer zu entlarven. Oft versteckt sich Macht über die Menschen hinter einer Maske, wie zum Beispiel Fürsorge. Oder staatliche Vorsorgesysteme.

In Zeiten äußerer Unsicherheiten ist dann der Wunsch nach einer starken Führung besonders groß. Man geht dann zu seinem Therapeuten, Heiler oder ordnet sich Gruppierungen und sektiererischen Organisationen unter. Was die Übergabe der Macht an Politik oder Staat anrichten kann, haben wir 1939 erlebt, als die verunsicherte Masse der Menschheit ihre Macht an einen faschistischen Staat abgegeben hat.

Auch heute sind wir wieder auf einer Ebene der Machtlosigkeit, nur ist dies eben subtiler und für viele nicht mehr greifbar geworden. Man geht zu Kartenlegern, lässt sich beraten für Mode und Einrichtung. Ist also nicht einmal mehr fähig, zu entscheiden, wie man sich kleiden möchte oder wie man in den eigenen vier Wänden leben möchte. Und wundert sich dann, wenn man bei den großen Lebensentscheidungen keinen Rat weiß. Aber alles beginnt im Kleinen, und der Alltag ist eine Spiegelung dessen, was Sie im Inneren tragen.

Selbstermächtigung bedeutet zu aller erst einmal, sich zu überprüfen, ob man auf seelischer und geistiger Ebene bereit ist, Verantwortung für sich und sein Leben zu übernehmen. Für alle Bereiche seines Lebens und mit allen Konsequenzen. Verantwortung selbst zu übernehmen und nicht die Verantwortung an andere zu übergeben, ist hier der erste Schritt.

Dann sollten Sie sich immer wieder sagen, wenn nicht Ich, wer dann. Nur Sie selber, und niemand anderes kann und sollte Ihr Leben leben. Hier geht es darum, sich selber mehr zu vertrauen als anderen Menschen. Sein eigenes Leben zu leben. Und nicht gelebt werden.

Was möchten Sie mit Ihrem Leben anfangen? Welche Therapie ist die Richtige für mich? Es geht darum, sich selber ernst zu nehmen, ohne egozentrisch zu werden. Dies wäre dann das genaue Gegenteil von dem, was mit Selbstermächtigung gemeint ist.

Hier sind wir wieder beim Spruch von Nelson Mandela, der einmal gesagt hat, dass die Menschen nicht Angst haben vor ihrem eigenen Unvermögen, sondern vor ihren Stärken und ihrer Macht.

Macht bedeutet dann natürlich auch Verantwortung. Für sich selbst und das, was man an Ideen und Taten umsetzt.

Nein sagen zu können, ist der erste Schritt, in seine eigene Macht und Kraft zu kommen. Nein ist der erste Schritt zur Selbstermächtigung. Ein Nein für das, was andere von uns fordern ist ein Ja zur eigenen Kraft.

Viele von uns tun sehr viel mehr für andere als für sich selbst. Helfen oft anderen Menschen, Dinge zu tun, die sie eigentlich selbst gerne tun würden. Aber dann keine Zeit und auch keine Kraft zur Selbstermächtigung mehr haben.

Durchforsten Sie ihr Leben und schalten Sie Ihre Frequenz auf Selbstermächtigung, und Sie werden Dinge erleben und Menschen anziehen, die Ihnen helfen, in ihre eigene Kraft zu kommen.

Schreiben Sie eine Bewerbung für das Universum, in dem Sie sich als selbstermächtigter Mensch darstellen und beschreiben, was Ihre Kräfte, Stärken und Eigenschaften sind, die Ihnen als Mensch helfen, Macht und Verantwortung für sich selbst zu übernehmen.

Wie Sie Ihre Macht im Alltag und in besonderen Situationen

leben. Und warum Sie es wert sind, Ihr eigenes Leben zu leben. Bin ich denn noch geliebt, wenn ich mich selbst ermächtige? Von den anderen Menschen, von Freunden, vom Partner und nicht zu guter Letzt von Gott oder der spirituellen Instanz, der Sie sich anvertraut haben. Viele haben Angst, dass wenn Sie in die eigene Kraft kommen, die spirituelle Rückbindung weg fällt. Oder dass Gott dies als Arroganz bewertet, für die die Strafe dann gleich auf dem Fuße folgt.

Viele Menschen haben die Vorstellung, dass die Macht leben gleichbedeutend ist, isoliert zu sein, da die anderen Menschen ja auf einer anderen Ebene sind.

Es geht darum, ein Gleichgewicht zu finden zwischen Egozentrik und eigener Macht.

Affirmation

Ich ermächtige mich selbst.

Spagyrische Mischung:

Rezeptur Phylak Sachsen GmbH

„Ich ermächtige mich selbst"

- Viola
- Gentiana lutea
- Nuphar luteum
- Datura stramonium
- Nuphar luteum
- Solanum dulcamara

Dosierung:

Nach Fibonacci bis 3 x 8 Tropfen.

Wirkung:

Diese Mischung soll die uralten, sogar in Ihrer DNS gespeicherten Energien zu neutralisieren. Das Thema Machtlosigkeit wurde ja über jahrtausende in mächtigen Energiefeldern, die über die ganze Erde verteilt sind, und auch oft heute noch wirken, gespeichert. Sie sind also nicht nur in Resonanz mit Ihren eigenen Energien, sondern auch mit morphogenetischen Feldern, die Sie bewusst oder unbewusst beeinflussen.

Viola hilft Ihrer Seele, alte und auch karmische Verletzungen loszulassen. Und dieses Resonanzfeld Gewalt in allen Formen auch aus Ihrem Energiefeld zu löschen. Gentiana erlöst die Muster aus Ihrer Herkunftsfamilie, die Sie über das systemische Resonanzfeld beeinträchtigen und in Ihrer Macht schwächen können. Nuphar erlöst alles Unbekannte und Unbewusste, was Sie in der Tiefe nicht wahrnehmen können oder wollen.

Datura hilft ihnen, eine Vision oder ein Gefühl dafür zu bekommen, wie es sich anfühlt, wenn Sie in Zukunft ein selbst ermächtigtes, von Außen nicht beeinflusstes Leben führen werden.

Solanum dulcamara hilft Gentiana bei der systemischen Arbeit, in der Tiefe und auf karmischer Ebene zu arbeiten. Hier wird das Ahnenfeld gereinigt.

Kinesiologische Übung:
Trinken Sie vor dieser Übung ein ca. 300 ml großes Glas mit Leitungswasser. Dann reiben Sie den Akupunkturpunkt ZG 13 (Bild: Der Punkt liegt ca. 2 Finger breit unterhalb des unteren Endes des Brustbeines). Während Sie den Punkt massieren und die Affirmation aussprechen, findet die Hydratation Ihrer Zellen statt und hilft dabei Ihre Selbstermächtigung in Ihrem ganzen Körper zu verankern.

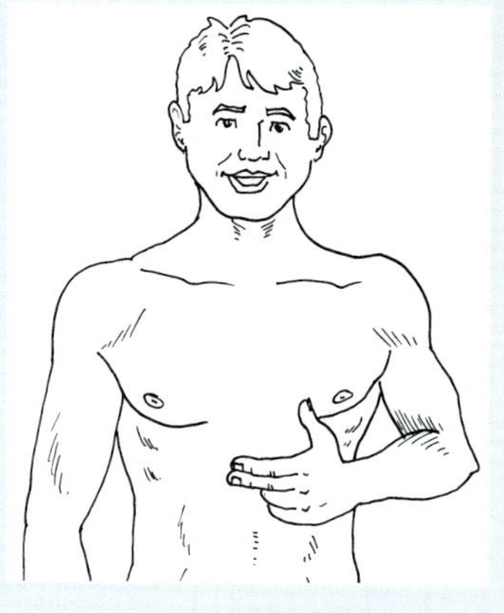

Das Gesetz der Liebe

„Liebe ist das Tor zur Freiheit, wenn es mit Demut, Achtsamkeit und Mitgefühl durchschritten wird." (Krishnamurti)

Das Gesetz der Liebe ist wohl das am schwierigsten zu integrierende Gesetz überhaupt. Da es häufig überlagert ist durch institutionelle Lehrmeinungen, die den Menschen statt in die Liebe in die Unfreiheit führen sollen. Deshalb kann es sehr wichtig sein, zuerst das Gesetz der Freiheit zu integrieren, und danach mit dem Gesetz der Liebe zu beginnen.

Zuerst geht es darum, bei sich selber anzukommen. Auf der Ebene des Herzens, mit den Eigenschaften wie Gelassenheit, Frieden mit sich und seiner Umwelt, Leichtigkeit des eigenen Seins, sich verbunden fühlen und im Fluss mit seinen Herzenswünschen sein. Und in letzter Konsequenz sich selbst und anderen zu vergeben. Das ganze Leben wird immer eine Gratwanderung sein zwischen wahrer Selbstliebe und egozentrischer Eigenliebe, die nur dem eigenen Ego dient. Doch wer das Gesetz erfolgreich in sein Leben integrieren kann, wird immer mehr zu wahrhaftiger und reiner Selbstliebe kommen.

Thomas von Aquin spricht bei der Liebe von der Caritas, die selbstvergessene Liebe, die weg von der Ich-Bezogenheit die Grenzen des eigenen Ego erweitert und so auf der Herzebene einen heilsamen und transformativen Prozess auslöst. Diese Selbstvergessenheit lernen wir dann im Umgang mit anderen Menschen, ohne die Grenzen unserer eigenen Selbstliebe zu verletzen. Dann können wir uns hingeben, ohne uns dabei zu verlieren.

Bei der bedingungslosen Liebe können wir uns an einem schönen Beispiel aus der Tierwelt erfreuen. Ich denke, dass Tiere und Pflanzen in bezug auf Liebe uns weit voraus sind. Das Tier und die Pflanze, die sich der Aufgabe auf dieser Erde stellen, um den Menschen in bedingungsloser Liebe in seinen transformativen Prozessen zu helfen.

Ein großer Lehrer für die bedingungslose Liebe sind die Wale. Es gibt Orte, wo Wale ihre Kälber unter Wasser gebären. Dies könnte völlig unbemerkt vom Menschen, den größten Feind der Wale, der diese nach wie vor aus materialistischen Gründen verfolgt und jagt, geschehen. Die Wale bringen aber die Kälber auf ihrem Rücken nach oben, und zeigen diese der Welt, immer in dem Bewusstsein, dass sie dadurch angreifbar und verwundbar sind. Voller Liebe für die ganze Schöpfung wird das Glück der Geburt nicht verborgen, sondern der ganzen Schöpfung gezeigt.

Liebe sollte auch Selbstvergessenheit sein. Spüren der Verbundenheit mit der ganzen Welt und dem gesamten kosmischen Geschehen. All-Eins-Sein. Nur wer dies spüren und leben kann, wird letztendlich in Kontakt mit der göttlichen Quelle, mit der göttlichen Essenz kommen.

Mahatma Gandhi hat gesagt, dass er sich nicht bewusst ist, ob die Menschheit das Gesetz der Liebe befolgen kann oder wird. Aber, da es sich um ein Gesetz handelt, wirkt es einfach, ob wir daran glauben oder nicht. Es wirkt ebenso wie die Schwerkraft, die einfach da ist, wirkt, ohne dass wir sie bewusst wahrnehmen können.

Lassen wir uns also auf diese Kraft, dieses Gesetz und den Fluss der Liebe in unserem Leben ein.

Affirmation

Ich bin wertvoll.

Spagyrische Mischung:
Rezeptur Phylak Sachsen GmbH

- Podophyllum peltatum
- Angelica archangelica
- Melilotus officinalis
- Okoubaka aubrevillei
- Urtica
- Rosmarinus officinalis
- Symphytum officinalis

Wirkung:
Podophyllum eröffnet Ihr Herz, um den Prozess der Liebe in Ihr Leben zu initiieren.

Angelica öffnet den Zugang zu den Engelswelten und der spirituellen Herzebene.

Melilotus officinalis hilft der Öffnung für die Liebe, und als große Schutzpflanze erleben Sie ein Geschützt sein.

Okoubaka aubrevillei die eigene fehlende Selbstliebe in Liebe für die Welt und für sich umwandeln

Rosmarinus officinalis mit Hilfe von Maria sich für die universelle Liebe öffnen

Smphytum vereinigt alles, was in Liebe zusammen gehört.

Vinca minor erinnert Sie immer wieder daran, dass die Liebe das höchste aller irdischen und kosmischen Gesetze ist, und über allen Entscheidungen stehen sollte.

Anwendung:
Diese Rezeptur sollte täglich mehrfach in die Aura (also den Sie umgebenden Energiekörper) und auf die Herzgegend gesprüht werden.

Kinesiologische Übung:
Klopfen Sie mit allen Fingern einer Hand den Bereich der Thymusdrüse. Diese Drüse liegt hinter dem Brustbein und hier wird der energetische Sitz unserer Emotionen vermutet. Die Thymusdrüse ist energetisch in Verbindung mit Verletzungen, die Sie emotional in der Kindheit erlebt haben. Während des Klopfens sprechen Sie die Affirmation und spüren Sie die Kraft der Liebe, die Sie in diesem Moment durchfließt.

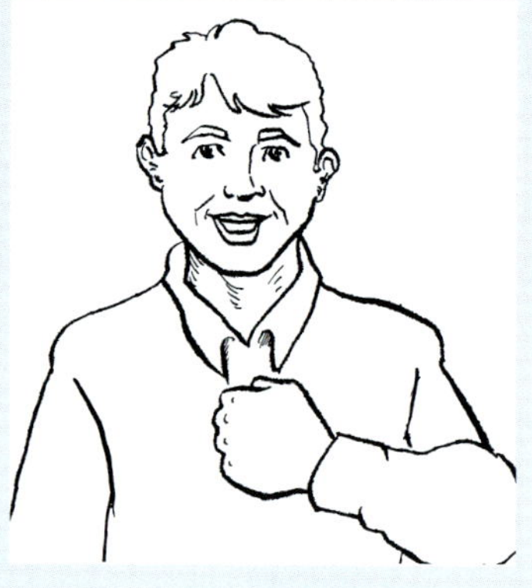

Das Gesetz der Vergebung

„Richtet nicht, damit Ihr nicht auch gerichtet werdet. Denn mit dem Maß, mit dem Ihr messt, werdet Ihr auch im Himmel gemessen werden."

Dieser Satz in der Bibel hat mich schon immer fasziniert. Da wird davon gesprochen, dass man sich jeglichen Urteils über andere Menschen enthalten soll. Letztendlich ist damit gemeint, dass man vergeben muss. Vergeben, um frei zu sein für die Energie, die einen sonst durch die negativen Gefühle und Emotionen an das Objekt der Wut und des Hasses bindet.

Vergebung ist die Loslösung von Hass, Wut und Zorn auf andere Menschen. Wir lernen, zu verzeihen, loszulassen und uns zu befreien von negativen Emotionen, die uns nur seelisch, geistig und körperlich belasten.

Dass es sich hier um Schwerstarbeit handeln kann, je nach Schwere und Grad der zugefügten Verletzung, können Sie hier schon ermessen.

Mahatma Gandhi hat dies so ausgedrückt:

„Der Schwache kann nicht verzeihen, verzeihen kann nur der Starke."

Es gibt eine Stiftung, die Kampagne für Vergebensforschung, die sich mit der Auswirkung von Vergebung und nicht vergeben können auf den Menschen beschäftigt.

In dieser Studie wurde nachgewiesen, dass Menschen, die bereit zur Vergebung waren, eine signifikante Reduzierung ihrer Krankheitswerte hatten. Der Blutdruck sank, das Gewicht konnte reduziert werden und Blutwerte haben sich stetig verbessert.

Man vergibt also in erster Linie nicht, um den anderen Menschen, der einem (vermeintlich) Böses angetan hat, einen Gefallen zu tun, sondern um sich selbst zu befreien aus den Energien, die einem sonst mit diesem Menschen oder Ereignis binden und blockieren.

Wir haben bei unserer therapeutischen Arbeit viele Menschen

kennen gelernt, deren Leben gezeichnet war durch den Hass auf andere Menschen, auf Ereignisse, auf die Eltern, auf eine nicht erfüllte Lebenszeit oder eine schwierige Kindheit, die sie verantwortlich machen für die biographischen Brüche und das Nichterfüllen können ihres Lebensplanes.

Die Frage aus übergeordneter Sicht ist jedoch immer, wer der Täter und das Opfer ist. Beides funktioniert nur miteinander. Sie müssen bereit sein, Ihren Anteil am Geschehen zu begreifen und auch zu greifen, um frei zu werden. Das, was Sie im Außen bekämpfen, sind lediglich Anteile in Ihnen, die ein Schattendasein führen, die Sie nicht wahrhaben wollen und die Sie nicht in Ihr System integriert haben. Wer immer nur gut sein will, zieht unweigerlich auf der anderen Seite Negatives an. Dies ist das Gesetz der Polarität. Alles hat seinen Gegenpol.

Zorn und Wut hat auch mit der freien Wahl zu tun, bewusst oder eben nicht bewusst, mit seinen Emotionen umzugehen. Der erste Schritt zur Vergebung, ist vergeben zu wollen. Man hat die Wahl sich durch Wut und Zorn anketten zu lassen, oder die Ketten zu sprengen mit der Entscheidung, zu vergeben und damit im Leben frei und ungehindert voran schreiten zu können.

Nicht vergeben zu wollen wird dann zum eigenen Konflikt, da es sich hierbei um einen Schattenanteil handelt, dem man nicht vergeben kann. Hier wird es dann also zu einem Kampf gegen sich selbst. Gegen seine eigenen unreflektierten Anteile, die sich immer wieder auch Projektion im Außen suchen. Und damit neue Situationen kreieren, die Ihre Meinung manifestieren.

Man hat die Wahl, sich von der heftigen Energie, die durch Wut und Zorn ausgelöst wird, zu befreien, da sonst viel Energie verloren geht. Es handelt sich um einen Energieräuber, der entlarvt werden muss. Unsere Volkskrankheit Erschöpfung und Müdigkeit hat unserer Meinung nach mit dem nicht vergeben und verzeihen können zu tun. Die Energie wird gebunden, kann nicht mehr fließen und erschöpft sich so immer mehr. Bis zur völligen Erschöpfung oder Burn-Out des Menschen. Die Gerichte sind voll von Menschen, die wegen Kleinigkeiten bereits die Juristerei in Anspruch nehmen, da Sie der Meinung sind, dass Ihnen Unrecht angetan wurde und der Andere dies einsehen muss. Mit allen Mitteln, eben auch mit juristischen.

Systemische Praxen sind voll von Menschen, die extrem unter ihren Störungen leiden, die häufig gekennzeichnet sind durch den Wut oder Hass auf einen Menschen aus der Herkunftsfamilie. Der eigene Anteil am Geschehen muss dann erst mühsam erarbeitet und ins Bewusstsein gebracht werden. Die Systemik ist in Deutschland so weit verbreitet wie sonst nirgends auf der Welt. Vielleicht bedeutet dies, dass wir uns extrem schwer tun, uns mit unseren Schatten, auch aus der Vergangenheit, auseinander zu setzen und unseren eigenen Anteil zu erkennen an der vermeintlichen Schuld, die uns angetan wird oder wurde.

Vergebung ist ein Prozess. Niemand verlangt von einem Menschen, innerhalb von Sekunden zu vergeben. Es bedarf eines Prozesses, der ähnlich wie ein Trauerprozess abläuft in verschiedenen Phasen, und mit der Zeit erlöst werden kann. Für viele ist Vergeben gleichbedeutend damit, den Kampf nun verloren zu haben. Aber man muss sich klar werden, dass der Krieg nicht im Außen, sondern mit sich selber statt findet.

Bei Kübler-Ross, der großen Sterbeforscherin, ist die Wut und die Zorn die Phase 2 des Sterbeprozesses. Ich meine aber, dass alle wichtigen Prozesse nach diesem von ihr beschriebenen Prinzip ablaufen. Ich möchte Ihnen einen Prozess der Vergebung vorstellen, wie wir ihn häufig in der Praxis erlebt haben, und der dem Trauerprozess sehr nahe kommt.

Prozess der Vergebung in mehreren Schritten:

Stufe 1:

Der Betroffene fühlt sich ohnmächtig, möchte eigentlich nicht wahr haben, was da passiert ist und fühlt sich in diesem Moment völlig isoliert. Dieses Gefühl der Isolation ist schon die erste Stagnation im Energiefluss.

Stufe 2:

Hier wird der Zorn und der Ärger aktiv erlebt.

Warum muss gerade mir das passieren?
Warum lässt Gott das zu ?
Immer passiert dies nur mir !

Diese Stufe 2 ist wichtig, um sich aller Emotionen bewusst zu werden, die mit der Vergebung einher gehen. Es nützt wenig, alle negativen Emotionen zu verdrängen, und zu hoffen, dass sich schon alles irgend wie regeln wird.

Stufe 3:

Hier wird oft verhandelt. Mit Gott, mit sich selbst, und dem anderen , der einem das Unrecht angetan hat.

Ich kann vergeben, wenn... Mir der andere zugibt, dass er Unrecht hat. Wenn er seine Schuld eingesteht und um Verzeihung bittet.

Aber man muss eben begreifen, dass Vergebung erst einmal ein persönlicher Prozess ist, der sich in Seele, Geist und auch in den Zellen des Körpers manifestieren muss, und nicht von Außen passieren kann. Was nützt es Ihnen denn, wenn Sie der andere um Vergebung bittet, Sie aber dies nicht spüren oder wahrnehmen und letztendlich nicht in Ihr System integrieren (können).

Stufe 4:

Hier ist eine Phase der depressiven Grundhaltung. Ich muss ja vergeben, was bleibt mir denn anderes übrig. Es wird also von der aktiven Haltung dem Leben gegenüber sofort in eine Opferhaltung gegangen. Der Prozess, der damit ausgelöst wird, führt zu einem weiteren Verharren in der Opferhaltung und wird wahrscheinlich weitere Ereignisse anziehen, die Ihnen Ihre Überzeugung bestätigen.

Stufe 5:

Die Phase der Akzeptanz. Man kann das Ereignis unter einem größeren Kontext sehen. Sieht vielleicht die Botschaft hinter dem Ereignis. Erkennt seine eigenen Anteile und ist somit frei, die Energie jeweils dort zu lassen, wo sie hingehört. Also den Eigenanteil zu erkennen und sich damit zu befreien.

! Cave: Es gibt Ereignisse in einem Leben, in denen Menschen unendliches Leid angetan wurde, und der Heilung dieser Ereignisse bedarf es vieler professioneller Schritte und Begleitung. Wenn Sie das Gefühl haben, es handelt sich bei Ihren Verletzungen um ein solches Ereignis, nehmen Sie bitte professionelle Hilfe in Anspruch. Suchen Sie sich einen Therapeuten oder geistlichen Beistand, der Sie im Prozess der Vergebung begleiten kann.

Affirmation

Ich bin bereit für die Vergebung.

Spagyrische Mischung:
Rezeptur Phylak Sachsen GmbH

„Ich bin bereit zur Vergebung“

- Phytolacca decandra
- Amygdala amara
- Rosmarinus officinalis
- Drosera
- Okoubaka aubrevillei
- Neem (Azadirachta indica)

Dosierung:
Nehmen Sie täglich bis zu 3 x täglich zwischen 1 und 7 Tropfen. Sie sind damit auf der geistigen als auch auf der seelischen Ebene und können die Vergebung somit auf alle Bereiche integrieren.

Wirkung:
Die Mischung soll Ihnen helfen, verzeihen zu lernen. Der Versöhnung in Ihrem Leben eine Chance zu geben. Phytolacca öffnet Sie für die (göttlichen) Botschaften, die Ihnen helfen, zu verzeihen. Amygdala entfernt die Verbitterung über das, was Ihnen angetan wurde aus Ihren Energiekörpern, und vor allem aus ihrem Emotionalkörper. Rosmarinus verschafft Ihnen Erleichterung. Drosera hilft, die selbstzerstörerischen Gedanken und Ideen, die Sie daran hindern, vergeben zu können, zu erlösen. Okoubaka verwandelt das scheinbar Negative, das Sie verbittert und traurig macht, in eine Chance. Sie sehen

Ihr Schicksal so nicht mehr als böswillige Tat des Universums, sondern als Chance zum Wachstum und Erneuerung. Der Neembaum befreit Sie und Ihre Gedanken von allen Anhaftungen, die Sie unfrei machen. Azadir bedeutet, ich befreie Dich.

Gebet:

Ich vergebe mir für alles, was ich falsch gemacht habe. Was ich nicht erkannt habe. Nicht verstanden habe. Und wo ich nicht gedankt habe. Ich vergebe mir für alle Schuld und allen Schmerz, den ich mir zugefügt habe.

Ich vergebe... zurück bis in alle Generationen, für alle Schuld und allen Schmerz , den sie mir zugefügt haben und für alle Schuld, die sie mir übertragen haben.

ICH bin frei.

Kinesiologische Übung:
Stellen Sie sich aufrecht hin und halten Sie mit der einen Hand den Hinterkopf und mit der anderen Hand die Stirn. In der Kinesiologie nennt man diese Übung Stirn-Hinterkopf-Halten, diese dient dem Stressabbau. Die Gedanken kommen zur Ruhe und Sie lernen, mit einem ruhigen und entspannten Geist zu denken. Sprechen Sie dabei die Affirmation oder das Gebet der Vergebung laut oder in Gedanken aus.

Wenn wir uns selbst nicht vergeben, machen wir die alten Muster und Fehler immer wieder.

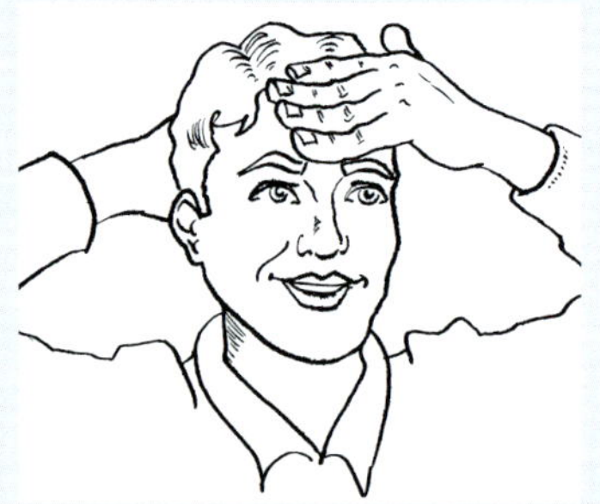

Das Gesetz des Loslassens

Loslassen bedeutet, alles sein zu lassen, was Sie in Ihrem Leben behindert. Es geht nicht darum, loszulassen um des Loslassens willen. Nur sollten Sie erkennen, wo Sie durch Dinge oder Lebensprozesse, die Sie festhalten, in Ihrem Leben behindert werden. Dies ist ein für jeden Menschen sehr individueller Prozess. Es gibt Menschen, die viele Dinge besitzen und sehr reich sind, und doch gut loslassen können, da sie diesen Dingen nicht anhaften. Andere, die dagegen wenig besitzen, sind so besessen von dem Wenigen, das Sie haben, dass sie sogar dies noch loslassen müssen.

Loslassen erzeugt ein Vakuum, das sich dann wieder neu füllen kann. Mit neuen Dingen, neuen gedanklichen Inhalten oder einfach bisher verdrängten Seelenanteilen.

Die täglichen Übungen des Loslassens münden ja irgendwann in Ihrem Leben einmal in den ganz großen Prozess des Loslassens, bei dem Sie alles loslassen müssen, nämlich dem Sterben. Für diesen Prozess üben wir letztendlich ein Leben lang. Jedes Loslassen ist ein kleines Sterben, und wird irgendwann in Ihren eigentlichen großen Sterbeprozess münden.

In diesem Kapitel möchten wir Ihnen auch helfen, Ihre destruktiven Selbstgespräche zu verändern. Ich kann nicht. Man darf doch nicht. Ich bin schwach. Ich bin zu dick. Zu dünn. Keiner liebt mich…

Hier geht es also darum, dass Sie, wenn Sie loslassen lernen, sofort ein neues Bild von sich selbst erhalten. Sie lassen die negativen Glaubenssätze über sich los, und erhalten sofort die Chance, neue konstruktive Gedanken über sich selbst zu hegen. Loslassen erzeugt immer ein Vakuum, und nur wenn Sie dieses Vakuum zulassen, kann es sich mit neuen Inhalten füllen. Dies gilt sowohl für seelische, geistige und auch materielle Prozesse.

Loslassen wird hier als Gewinn erlebt. Und das ist es, was Loslassen eigentlich bedeutet. Einen Verzicht ausüben, um etwas Neues, und vielleicht sogar Besseres zu erhalten. Wer loslässt, hat beide Hände frei. Und kann somit nach neuen Dingen in seinem Leben greifen.

Loslassen ist natürlich auch immer mit Angst behaftet. Was kommt danach? Wie kann ich dieses Zwischenstadium aushalten, in dem mein Leben scheinbar nur noch aus Vakuum und absoluter Leere besteht. Aber eben diese Leere ist der Teil, der sich dann mit dem Füllen kann, was Sie sich wünschen. Vertrauen Sie einfach sich selbst und diesem Zustand des Vakuums in Ihrem Leben. Fokussieren Sie sich statt auf den Mangel, den Sie nun scheinbar erleben, auf das, was Sie sich wünschen oder was nach der Leere in Ihr Leben kommen darf.

Sogar das Loslassen muss man irgendwann einmal los lassen.

Wenn Sie lernen möchten, loszulassen, fangen Sie erst einmal im Kleinen an. Räumen Sie eine Schublade Ihres Schrankes auf. Sortieren Sie Ihren Keller. Nehmen Sie sich ein Zimmer vor. Oder sortieren Sie einfach mal Ihre Fotos. Und diese kleinen Dinge werden sich täglich in andere Bereiche hoch potenzieren und schließlich auf Ihr gesamtes Leben ausdehnen.

Um mit den Inneren Gesprächen aufzuhören, die zu Ihrer Inneren Sabotage führen, ist es hilfreich zu wissen, dass die gesamte Werbeindustrie von nicht loslassen können der Menschen lebt. Sie sehen irgendwo eine Werbung, und diese suggeriert Ihnen, Sie sind nicht in Ordnung so wie Sie sind. Sie haben die falsche Kleidung, das falsche Make-Up oder ernähren sich falsch. Sie kaufen in den falschen Läden ein, haben zu viele Falten in Ihrem Gesicht, und plötzlich ist Ihr Badezimmerschrank voll mit kosmetischen Produkten, die Sie nicht brauchen, die gesundheitsschädlich sind und letztendlich nur eine Illusion aufrecht erhalten.

Wenn Sie sich zum Beispiel einen Wunsch im Leben erfüllen möchten, dann müssen Sie einen Weg zu einer Veränderung auf allen drei Ebenen Körper, Seele und Geist mit einbeziehen. Sie wünschen sich zum Beispiel gesünder zu werden. Machen scheinbar alles, was notwendig ist, um gesund zu werden. Halten sich an die Anordnungen Ihres Therapeuten, und befolgen allgemeine Gesundheitsratschläge. Aber es passiert nichts. Im Gegenteil. Sie werden vielleicht sogar kränker als vorher.

Was ist los? Sie halten fest. Fest an einem Selbstbild, wie Sie wären, wenn Sie gesund sind. Festhalten an den Themen , die die Krankheit begleiten. Festhalten an alten Verletzungen, Glaubenssätzen, Mustern und Selbstbildern.

Und merken gar nicht, dass Sie ein Vakuum brauchen, in dem Gesundheit passieren darf. Dieses Vakuum bedeutet auch Geduld zu haben. Der Kosmos hat seinen eigenen Rhythmus. Und alles im Leben hat seine Zeit. Vakuum könnte man auch als Chaos bezeichnen, also einen Zustand, aus dem eine neue Ordnung entstehen darf.

Dieses Vakuum wird oft als Chaos erlebt, und wir erleben in der täglichen Praxisarbeit immer wieder, wie sehr die Menschen von diesem Chaos erschrocken sind, und sehr viel Widerstand aufbauen. „Mir geht es ja schlechter als vor der Therapie.", „Jetzt funktioniert gar nichts mehr in meinem Leben." Dies sind häufige Aussprüche, wie Sie von Menschen getätigt werden, die den Prozess, der da nun statt findet, nicht begreifen und damit auch nicht greifen können. Vertrauen Sie Ihrem System, auch beim Loslassen, auch wenn scheinbar alles schlechter und negativer wird.

Diese neue Ordnung aus dem Chaos, aus dem Nichts, kann dann zum Beispiel Gesundheit, ein neues Wohlbefinden, aber auch in anderen Bereichen einfach ein neues Heim, eine neue Partnerschaft oder was auch immer sein.

Affirmation

Ich lasse leicht und mühelos los.

Spagyrische Mittel:
Rezeptur Phylak Sachsen GmbH

„Ich lasse auf allen Ebenen los"

- AMT
- ICM
- TCT
- FOQ

Dosierung:
Beginnen Sie mit 3 x 1 Tropfen täglich und steigern Sie langsam auf 3 x 8 Tropfen.

Wirkung:
AMT ist eine Rezeptur, die Ihnen hilft, alle materiellen Dinge und Anhaftungen in Ihrem Leben loszulassen. Egal, ob es sich dabei um Dinge, Menschen oder überflüssiges (Gewicht) in Ihrem Körper handelt.

ICM bedeutet loslassen aller seelischen Prozesse, die Ihrem Prozess des Lebens nicht mehr dienlich sind. Alle seelischen Verletzungen, sogar solche aus früheren Leben, die Ihrer Seelenarbeit nicht mehr dienlich sind.

TCT heißt loslassen aller geistigen Dinge und Gedanken. Leer werden im Denken, um neues Denken und somit auch neues Handeln zulassen zu können.

FOQ ist ein hebräischer Buchstabe rückwärts gelesen, nämlich QOF. Dieser Buchstabe bedeutet im Ursprung Licht in der Mitternachtssonne, also die schönen Dinge im Leben wahrnehmen. Im Prozess des Loslassens hilft es uns aber mehr, Dinge zu erkennen, die uns behindern. Menschen, Lebensprozesse, Materie und Gedanken, die wir einfach loslassen müssen, weil sie unsere weitere Entwicklung einfach behindern.

Kinesiologische Übungen:

Variante 1:
Machen Sie intuitiv eine Bewegung zu einer passenden Affirmation, die den Zustand beschreibt, den Sie sich hinter dem Loslassen wünschen. „Ich lasse leicht und mühelos los."

Variante 2:
Den Akupunkturpunkt Dickdarm 1 klopfen. Dieser befindet sich am Nagelfalz des Zeigefingers einer jeden Hand, die dem Daumen zugewandt ist.

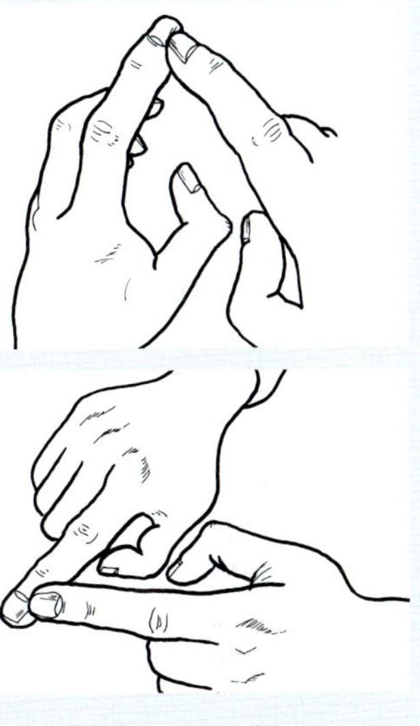

Während Sie diesen Punkt klopfen, sprechen Sie eine Affirmation Ihrer Wahl aus, die Sie mit dem Thema Loslassen verbinden. Die Verdauung, die durch Klopfen dieses Punktes angeregt wird, spielt eine zentrale Rolle beim Thema Loslassen. Deshalb ist eine Verbesserung Ihrer Verdauung ein erstes Anzeichen, dass Sie gelernt haben, besser im Leben auf allen Ebenen loszulassen.

Das Gesetz der Polarität

Wir leben in einer dualen Welt, die bis ins kleinste Atom mit Gegenpolen funktioniert. Lediglich das Photon, also das kleinste momentan bekannte Lichtteilchen, ist ohne Gegenpol. Deshalb wird es häufig als Repräsentant für die Einheit, oder im spirituellen Bereich, für die Erleuchtung des Menschen gesehen. Durch die Erleuchtung ist der Mensch aus der Polarität entlassen, da er sich der Einheit auch in der Dualität bewusst geworden ist. Leider treibt dies oft im spirituellen Bereich seltsame Blüten. Viele scheinbar Erleuchtete fühlen sich aus der Dualität entlassen, und haben dann sehr seltsame Verhaltensweisen, die vordergründig zwar stimmig scheinen, aber beim genauen Hinsehen mit Erleuchtung wenig oder gar nichts zu tun haben. In Wirklichkeit handelt es sich bei diesen scheinbaren „Erleuchtet Sein und in der Einheit leben" nur um einen nicht gelebten Schatten. Und die Menschen in der Umgebung sehr irritiert oder auch belastet.

Ich habe dies mit einer Ayurveda- und Yogalehrerin in der Praxis erlebt. Sie hat sich durch ihre Praktiken als bereits erleuchtet gesehen. Und war dadurch automatisch über alle „niedrigen" Tätigkeiten im täglichen gemeinschaftlichen Praxisablauf so erhaben, dass Sie zu einer echten Belastung für den Praxisalltag geworden ist. Auch im Gespräch konnte ich ihr nicht klar machen, dass Sie hier einen Schatten lebt, der mit Erleuchtung nichts zu tun hat. Das Ganze hat dann natürlich geendet, wie es enden musste, nämlich mit der Kündigung des Mietverhältnisses von meiner Seite, das von ihr wiederum als Affront gegen ihr „Erleuchtet sein" und Neid auf ihre sehr hoch entwickelte spirituelle Entwicklung gesehen wurde.

Oder wie schon beim bereits besprochenen Tierschutz in Deutschland, der auf der einen Seite Hunde und Katzen rettet, und damit auf der anderen Seite eine brutale und unethische Schlachtviehindustrie am laufen hält.

Alles unterliegt also der Polarität, und muss als solche anerkannt werden.

Es ist also egal, welches Gesetz Sie für sich anwenden. Sie müssen in letzter Konsequenz immer berücksichtigen, dass Sie in der Dualität leben. Dass Ihr Leben von Gegenpolen bestimmt ist, von denen keiner ausgeblendet werden darf. Da sonst der Schattenanteil in Ihnen, der oft ein nicht beachtetes, oder sogar verachtetes Schattendasein führt, unbarmherzig zuschlägt. Mit dem Schattenanteil sind alle Anteile in Ihnen gemeint, die Sie als scheinbar negative Anteile bei sich selbst ablehnen, und häufig statt im Inneren zu erkennen, nach Außen auf andere Menschen projizieren.

Ihr Gehirn ist leider auch nicht dazu geeignet, um Einheiten herzustellen. Da dies selbst der Polarität unterliegt. Sie haben einen intuitiven und rationalen Gehirnanteil, die durch einen Querbalken in der Mitte verbunden sind. Deshalb haben viele Menschen Probleme damit, in der Therapie anzuerkennen, dass Ihre Störungen häufig nur eine Projektion des nicht anerkannten Schattens sind, der aus lauter Suche nach Einheit ausgeblendet wird, und ein Schattendasein führt.

Wenn Sie das Leben und seine Sinnhaftigkeit, die Einheit hinter allem Sein, nur mit dem Verstand erfassen möchten, werden Sie durch dessen Arbeitsweise leider daran gehindert, da der Verstand dreidimensional arbeitet. Und diese Dreidimensionalität funktioniert nur im polaren Denken. Einheit wird dann als Paradoxon erlebt.

Wahrheit und Einheit sollen deshalb in der Tradition des Ostens unter Umgehung des Gehirnes erlebt werden, also in der Meditation. Da ist das logische und rationale Gehirn durch niedrige Arbeitsfrequenzen im Gehirn weitest gehend ausgeschaltet, und Sie landen auf der Herzebene. Diese Ebene ist wohl beim menschlichen Wesen am besten dazu geeignet, die Einheit hinter Polaritäten zu erkennen. Und letztendlich auch zu leben. Die Gleichnisse Jesu sind solche scheinbaren Polaritäten, die auf der Herzebene in Einheit verwandelt werden können. Wie zum Beispiel das Gleichnis vom verlorenen Sohn, das auch nur in der Einheit, und nicht im polaren Denken begriffen werden kann.

Wenn Sie es nicht schaffen, das Gehirn auszuschalten, und auf der Herzebene die Polarität in Ihrem Leben zu umgehen, werden Ihre gesamten Wahrheiten nur Halbwahrheiten bleiben, da Sie nur die scheinbare Trennung hinter der Einheit sehen.

Das beste Bild für die Einheit ist das Symbol des TAO. Bei uns auch als Yin und Yang bekannt.

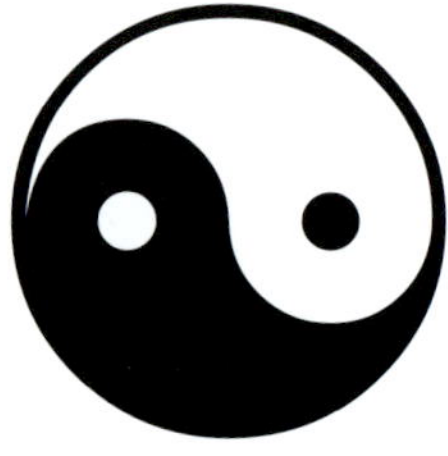

Der weiße und der schwarze Pol fügen sich aneinander, und jeder enthält in seiner Mitte einen Anteil des Gegenpoles. Im schwarzen Bereich ist ein heller Punkt, und im weißen Bereich ein dunkler Punkt. Alles ist Eins, und das Eine ist in Allem.

Die Dunkelheit trägt das Licht in sich, und das Licht die Dunkelheit.

Denken Sie zum Beispiel an Tibet, und die Verfolgung der Buddhisten in diesem Land durch die Chinesen. Dies hat dazu geführt, dass große bedeutende spirituelle Persönlichkeiten das Land verlassen mussten, und so konnte hinter diesem „Bösen" die Weisheit des Buddhismus einer breiten Masse in der westlichen Bevölkerung zugänglich gemacht werden.

Oder die Kreuzigung Jesu, die dazu geführt hat, dass Menschen auf der ganzen Welt erkennen konnten, das Gott keine urteilende Instanz irgendwo da Oben ist, sondern eine liebevolle, uns zugewandte Wesenheit, die wir in unserem Inneren tragen.

Der Umgang mit dem Gesetz der Polarität bedeutet also, bei allen Gesetzen sich auch immer des Gegenpoles bewusst zu sein. Diesen anzuerkennen, zu würdigen, und damit auch zu heilen. Somit werden Sie dann ganz langsam, ganz allmählich in die Einheit immer mehr und ganz automatisch hinein wachsen.

Affirmation

Ich sehe die Wahrheit hinter den Gegensätzen.

Spagyrische Mittel:
Rezeptur Phylak Sachsen GmbH

„Alles ist Eins“

- Taraxacum officinale
- Angelica archangelica
- Okoubaka aubrevillei

Dosierung:
3 x 1 bis 3 x 3 Tropfen tgl. einnehmen

Wirkung:
Taraxacum bringt Sie dazu, sich selbst als Einheit zu erleben und auch als Einheit mit scheinbaren Gegensätzen zu lieben.

Angelica integriert Ihr Höheres Selbst in Ihr irdisches Bewusstsein, so dass Sie vom Denken her die Dualität weitest gehend verlassen können.

Okoubaka hilft Taraxacum, sich mit seinen Schattenanteilen als Einheit zu erleben, und sich mit diesen auszusöhnen, damit sie nicht unbewusst ein Eigenleben bei Ihnen führen.

Kinesiologische Übung:
Mit Daumen und Zeigefinger massieren Sie die beiden kleinen Vertiefungen unterhalb Ihrer Schlüsselbeine, zwei kleine Knöchelchen, die Sie am oberen Ende des Brustbeines tasten können (Akupunkturpunkt Niere 27). Die andere Hand legen Sie auf die Nabelgegend. Sprechen Sie laut die Affirmation aus. Anschließend wechseln die Hände die Position und wiederholen Sie diese Übung.

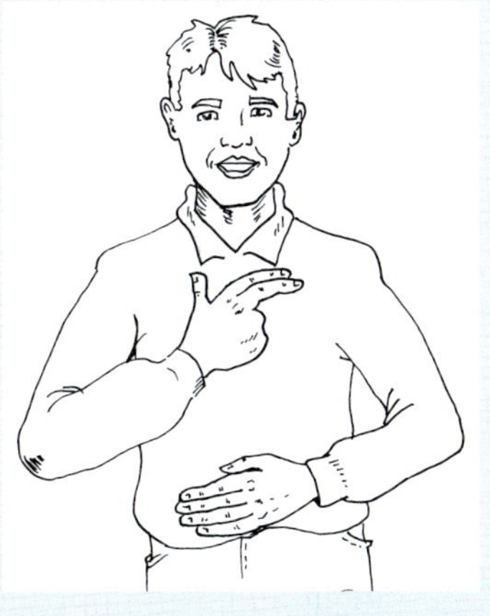

Anwendungsbeispiele

Schutz vor Energievampiren

In den letzten Jahren tauchen in der Praxis immer mehr Menschen auf, die von irgendwelchen Energien „besetzt“ sind. Die Menschen haben das Gefühl, nicht mehr sie selbst zu sein. „Ich erkenne mich kaum wieder“, ist ein häufiger Satz, der mich zu der Erkenntnis kommen lässt, dass der Betroffene einem energetischen Vampir oder Parasiten ausgesetzt ist, der ihm Energie raubt und den Zugang zu den eigenen Kräften versperrt.

Überhaupt scheint es für die Menschen im Zeitalter von Internet und Massenmedien immer schwieriger zu sein, sich auf eine gesunde Weise klar abzugrenzen. Die Ich-Kräfte scheinen immer schwächer zu werden. Alles wird unklarer und schwammiger. Alte und überlieferte Werte, Traditionen und Rituale, die uns in unserer Kraft stärken könnten, sind aus der Mode gekommen. Täglich werden wir mit neuen und verwässerten Theorien überfrachtet. Allem voran die Politik. Heute so, morgen so. Wie soll Winston Churchill gesagt haben: „Was interessiert mich denn die Meinung, die ich gestern noch hatte?“.

Unsere Aura wird zudem durch Energien immer höherer Frequenzen gestört. Die Verschiebung des Erdmagnetfeldes (Schumann-Frequenz) hat sich in einem das menschliche Gehirn stressenden Maß erhöht. Wenn Sie dann noch bedenken, was in den letzten 20 Jahren an zusätzlichen Strahlenbelastungen hinzugekommen ist, können Sie sich in etwa ausrechnen, welchen Belastungen Ihre Energiekörper, die als energetischer Schutz und Abgrenzungsmechanismus gedacht sind, ausgesetzt sind. All diese schwächenden Kräfte öffnen dem Energievampirismus Tür und Tor.

Gibt es in Ihrer Umgebung Menschen, nach deren Begegnung Sie sich völlig ausgelaugt und ermattet fühlen? Dies kann ein erster Hinweis auf Energievampirismus sein. Oft warten diese Vampire ermattet und ausgelaugt auf ihr Opfer, während sie nach dem Gespräch oder Zusammensein wie aufgeblüht sind. Ich nehme diese Menschen wie Zecken wahr, die auf der Suche nach einem Opfer in der Gegend herumstehen und darauf warten, energetisch andocken zu können. Oft scheint es so, als wolle der Vampir in sein Opfer hineinkriechen. Diese Personen sind extrem aufdringlich, halten keine Grenze zum Gegenüber ein und haben eine monotone und fordernde Stimme – wie ein kleines Kind, das nicht bekommt, was es gerade möchte.

Typisch ist auch, dass die Vampire sich zu unpassenden Zeiten verabschieden. Ist ihr Energiepegel ausreichend aufgefüllt, werden Gespräche mitunter abrupt abgebrochen. Sie lassen ihr Gegenüber dann einfach stehen.

Viele Personen werden unbewusst zu Energievampiren, weil ihnen nicht im Traum einfallen würde, dass sie eine extrem niedrige Energiefrequenz haben. Sie funktionieren automatisch wie ein Staubsauger und zapfen anderen Individuen, die sich auf einem höheren Energielevel befinden, Energie ab.

Auch Sie sind davor nicht geschützt, zum Energievampir zu werden. Es kann jeden von uns jeden Tag treffen. Also ist der erhobene Zeigefinger hier fehl am Platze. Diese Form des Energieraubs tritt auf, wenn wir selbst über wenig Energie verfügen und keine produzieren können. Wir holen uns die Energie dann von anderen Lebewesen. Energielosigkeit tritt vor allem dann auf, wenn wir vorwiegend konsumierend und nicht mehr produzierend und kreativ leben. Da Konsum sehr verbreitet ist, gilt das für die meisten Menschen. Von diesem Energieraub können auch Tiere betroffen sein. Es gibt immer wieder Menschen, deren Haustiere nach kurzer Zeit sterben. Dies ist ein Hinweis darauf, dass die Lebensenergie der Tiere vorzeitig durch ihre Besitzer verbraucht worden ist.

Auf eine positive Art und Weise können Sie sich Energie in der Natur oder bei kreativen Beschäftigungen holen. Genießen Sie einen Spaziergang in der Natur. Schauen Sie sich einen Sonnenuntergang an. Gehen Sie an einem Bach spazieren und stellen

Sie sich vor, wie die Energie des Baches durch Sie hindurchfließt und Sie mit neuer Energie erfüllt. Sie können sich dabei auch vorstellen, wie die Energielosigkeit auf der anderen Seite Ihres Körpers hinausfließt. Oder beginnen Sie eine Freizeitaktivität, bei der Sie in der Natur verweilen können. Seien Sie einfach mal kreativ. Auch dabei wird Ihr Energiepegel um ein Vielfaches erhöht.

Im Gegensatz dazu wird das Energieniveau bei einfachen konsumierenden Tätigkeiten extrem gesenkt. Leben Sie also mehr produzierend als konsumierend. Dann wird Ihnen stets neue Energie aus dem Universum zufließen.

Integrieren Sie Entspannungspausen in Ihren Alltag, in denen Sie neue Energie tanken. Stellen Sie sich vor, wie Sie unter einer kosmischen Energiedusche stehen und die überall verfügbare kosmische Energie durch Sie hindurchfließt. Sie können diese Vorstellung ganz nach Ihrem Belieben ausschmücken. Merken Sie, wie Sie sich nach dieser Dusche komplett regeneriert und mit Energie erfüllt fühlen? Genießen Sie dieses Gefühl der überschießenden und im Übermaß vorhandenen Energie.

Die wohl schönste Form von „Vampirismus“ ist frisches Verliebtsein. Hier partizipiert man von der Energie des anderen. Da die Energie aber in der Regel in Bewegung ist und zwischen beiden Liebespartnern hin- und herfließt, findet ein Ausgleich statt, bei dem sich beide gleichermaßen erfüllt fühlen. Ist der Umgang miteinander aber von einem extremen Energieunterschied geprägt, kommt es schnell zur negativen, parasitären Form des Energieaustauschs. Die Energie strömt hierbei von der hohen Frequenz – falls diese ungeschützt ist – zur niedrigen, saugenden Frequenz. Um das zu vermeiden, bietet die Spagyrik verschiedenste Möglichkeiten zum Schutz Ihrer Energie an. Dabei ist es egal, ob Sie eine Privatperson sind, die sich schützen möchte, oder ein Therapeut, der täglich mit Menschen vermutlich niedriger Frequenz zu tun hat.

Es gibt natürlich auch Lebenssituationen, in denen Sie auf

einer so hohen energetischen Frequenz sind, dass Sie sich über Energieraub keine Gedanken machen müssen. Oft reicht schon das Bewusstsein, dass man seine Energie bei sich behält und sich so mit Hilfe des Geistes vor Energieraub schützt. Falls Sie sich im Hinblick auf den Zustand Ihres energetischen Systems unsicher fühlen oder sich in einer Lebenssituation befinden, in der Sie starkem Stress ausgesetzt sind, können Sie auf spagyrische Mittel zurückgreifen. Dies gilt auch für diejenigen in Lebenskrisen und mit schweren Krankheiten oder Menschen, die mit anderen therapeutisch arbeiten, bei denen eine niedrige Energiefrequenz zu erwarten ist.

Spannend ist es zu beobachten, wie sich Energievampire verhalten, wenn sie durch die unten aufgeführte Rezeptur entlarvt und am Energieraub gehindert werden. Typische Reaktionen sind:

- „Du bist aber heute komisch drauf."
- „Ist irgendwas?"
- „Irgendwas ist heute anders."
- „Ich kann mit Dir heute gar nichts anfangen."
- Jegliche Form von ungerechtfertigten Anschuldigungen.

Die Basismischung zum Schutz vor menschlichen Vampiren ist VAMPIRE:

„VAMPIRE"

Rezeptur Phylak Sachsen GmbH

- Viscum album 1
- Vinca minor 1
- Allium sativum 1
- Mandragora officinalis 1
- Pilocarpus 1
- Iris 1
- Ruta graveolens 1
- Eleutherococcus senticosus 1
- individuelle Pflanze(n) je 1

Dosierung. Mehrmals täglich einen Hub in die Aura sprühen, vor allem nach einer Begegnung mit Menschen, die einen überfordert oder unklar zurücklassen.

Wirkung. In der Basisrezeptur werden die Möglichkeiten für Energievampire, an Ihrem Energiefeld anzudocken, einfach blockiert. Zur individuellen Ergänzung der Basismischung eignen sich Pflanzen, die einen bestimmten Aspekt des Besetztseins repräsentieren, den Sie über die Basisenergie hinaus bearbeiten möchten. Zur Ergänzung von VAMPIRE eignen sich:

Echinacine (3). Echinacea (angustifolia) + Echinacea purpurea + Echinacea pallida. Das Thema der drei Echinacine ist der Mensch außerhalb seiner Kraft und Energie. Der Mensch schafft es oft nicht, in seine eigene Kraft zu kommen, und ist dem Schicksal scheinbar willenlos ausgesetzt. Die Echinacine werden dann angewendet, wenn der Betroffene das Gefühl hat, schon von Geburt an Energievampiren und fremden Energien ausgesetzt gewesen zu sein.

Sarsaparilla. Das Thema der Sarsaparille ist der Mensch in der Falle von Verstrickungen. Sarsaparilla hilft Ihnen, sich von allen Verstrickungen reinzuwaschen und systemische Fallen zu entlarven, in die man immer wieder hineinstolpert.

Cynara scolymus. Der Mensch, der vom Zeitgeist und dem, was »in« ist, völlig besetzt ist. Die Pflanze für den, der immer auf der Suche nach dem Neuesten und Besten für sich ist und der sich immer wieder selbst behindert und unbewusst gegen seine Entwicklung arbeitet.

Sambucus nigra. Sambucus nigra widmet sich dem Menschen unter dem Einfluss des Geistes fremder Menschen. Der Schwarze Holunder hilft Menschen, die sich leicht durch die Meinung und das Verhalten anderer beeinflussen lassen und deren Ich-Kräfte wenig ausgeprägt sind. Gehen Sie schnell in Resonanz zu negativen Kräften in Ihrer Umwelt und meinen Sie kein besseres Schicksal verdient zu haben? Vielleicht erkennen Sie auch nicht die Ihnen entgegengebrachte Negativität und verwechseln diese oft mit Freundlichkeit der Mitmenschen? Dann ist Sambucus nigra die richtige Wahl.

Drosera. Hilft Menschen, die unter dem Einfluss der unerlösten Energie im Inneren stehen, die sie zu vernichten droht. Steht für starke innere Kräfte, die man scheinbar nicht unter Kontrolle hat, und selbstzerstörerische Tendenzen auf seelischer, geistiger, spiritueller und körperlicher Ebene. Menschen, die die Schönheit der eigenen Seele negieren. Vernichtende Alpträume rauben Schlaf und Lebenskraft. Sowohl innere Gespräche als auch die Kommunikation im Außen laufen destruktiv ab. Wichtige Pflanze bei autoaggressiven und destruierenden Erkrankungen, wie z. B. Multiple Sklerose, Rheuma und Arthrose.

Bellis perennis. Steht für den Geist der Eltern, die uns lebensfeindliche Muster mitgeben bzw. mitgegeben haben. Auch unerlöste Muster aus der Vorgeneration, die direkt an die nächste Generation weitergegeben werden. Typisch sind Erkrankungen, die sehr lange andauern (perennis = was ein Jahr andauert), und unerlöste Seelenmuster, die durch systemische Verstrickungen die eigenen Muster überlagern. Das Gänseblümchen stärkt den Menschen unter dem Einfluss seiner Sippe, die ihm kein eigenständiges Leben und keine freien Entscheidungen erlaubt. Gut geeignet für Menschen mit übermäßiger Bindung an die Eltern.

Hydrastis. Für den Geist karmisch falsch gelebter Lebensprogramme. Nicht erlöste Schatten lösen Verstrickungen aus, die karmisch gar nicht vorgesehen sind. Der Mensch ist immer auf der Suche nach seinem Weg, fühlt sich trotz äußerer Erfolge nicht wohl in seinem Körper. Typisch sind relativierende und einschränkende Gedanken wie „Aber eigentlich müsste man doch…“, die zu Unbehagen führen. Der Betroffene fühlt sich immer irgendwie schuldig, ohne genau zu wissen, warum. Die Seele wirkt ausgelaugt und vertrocknet. Der Mensch schlaff und ohne Spannung. Hydrastis erleichtert Sie, wenn Sie gewissermaßen an der Erbsünde anhaften, den erlösenden Gott nicht akzeptieren können und sich daher vor Gott fürchten.

Okoubaka aubrevillei. Befreit den Geist, der unseren Schatten versteckt. Das richtige Mittel für Menschen, die meinen, es gäbe nur einen, dazu noch recht freudlosen Weg für sie. Laufen Sie gewissermaßen mit Scheuklappen durchs Leben und sehen Sie stets nur das Negative? Glauben Sie, das Opfer anderer, negativer Energien zu sein? Dann kann Ihnen Okoubaka helfen. Auch bei Leugnung der eigenen Schattenanteile oder wenn Geld wichtiges Lebensthema ist. Wenn versucht wird, das eigentliche »innere alchemistische Gold des Schattens« im Außen durch Reichtum zu finden. Gut zu kombinieren mit Mandragora.

Propolis. Steht für den Geist der Unordnung, der unseren Seelenfrieden stört. Hilft bei Messietum und organisiertem Chaos. Passt zu Menschen, die immer Lärm oder Musik um sich brauchen, weil sie leere Räume und Stille fürchten. Entsprechend haben sie immer Arbeiten, die es noch zu erledigen gilt.

„Ich schütze mich vor den Übergriffen meiner Eltern"

Rezeptur Phylak Sachsen GmbH

- Urtica 1
- Viola tricolor 1
- Sarsaparilla 1
- Ruta graveolens 1
- Okoubaka aubrevillei 1
- Iris 1
- Sambucus nigra 1
- Viscum album 1
- Hypericum perforatum 1
- 1 ml Tilia
- 1 ml Pilocarpus
- 1 ml Quercus

Dosierung. Nehmen Sie von dieser Mischung täglich 3 × 3 Tropfen ein.

Wirkung. Das Thema „übergriffige Eltern" ist natürlich heikel. Hier geht es sehr viel um unausgesprochene Familiengeheimnisse, die an die nächste Generation weitergegeben werden. Und es geht um das Thema Loslassen. Die Mischung ist vor allem geeignet, Bewusstsein zu schaffen. Falls es Ihnen schwer fällt, sich gegenüber Ihren Eltern abzugrenzen, ist diese Mischung genau richtig für Sie. Sie werden es schaffen, sich gegen-über den Eltern so zu verhalten, dass übergriffige Handlungen unterlassen oder zumindest als solche erkannt werden. Der erste Schritt zur Verhaltensänderung ist immer die Erkenntnis. Aus dieser Erkenntnis heraus können dann Schritte zur Verhaltensänderung für beide Seiten erfolgen.

„Ich schütze mich bei der Begegnung mit anderen Menschen"

Basisrezeptur Phylak Sachsen GmbH

- Urtica 1
- Viola tricolor 1
- Sarsaparilla 1
- Ruta graveolens 1
- Okoubaka aubrevillei 1
- Iris 1
- Sambucus nigra 1

Dosierung. Sprühen Sie alle vier Stunden einen Hub in Ihre Aura.

Wirkung. Diese Mischung ist die Basismischung, wenn Sie einen Austausch von Energien auf ungleicher energetischer Ebene vermeiden möchten. Sie können sich mit ihr schützen, wenn Sie sich mit anderen Menschen treffen, bei denen Sie Energievampirismus vermuten, oder in Menschenansammlungen, die eine Überforderung für den energetischen Schutzmantel der meisten Menschen darstellen.

Sie können sich die Wirkung des Mittels folgendermaßen vorstellen: Die darin enthaltenen Pflanzen schützen Ihre Aura auf der einen Seite vor dem Austritt von Energie und auf der anderen Seite vor dem Eindringen von niedrigen Energiefrequenzen. Somit wird jegliche unerwünschte Resonanz bei Ihnen und Ihrem Gegenüber vermieden.

Weitere Anwendungsmöglichkeiten des Mittels:

- Sie können die Waschlotion, mit der Sie sich zwischen den Klienten die Hände waschen, mit diesem Mittel versetzen.
- Sie können die Mischung dem Badewasser zusetzen.
- Sie können die Mischung in Ihre Aura einsprühen. Dies sollten Sie mindestens alle 4 Stunden wiederholen.

- Sie können eine Verdunstungslampe, die Sie zur Raumbeduftung benützen, damit befüllen.
- Sie können sich die Mischung in eine Sprühflasche mit Wasser geben und diese als Raumspray benützen. Dabei gehen Sie folgendermaßen vor: Sie nehmen pro 50 ml Wasser, das Sie mit ätherischen Ölen zur Raumbeduftung versetzen können, 14 Tropfen aus der Mischungsflasche. Diese Rezeptur nur als Raumspray und nicht am Menschen direkt anwenden!
- Die Mischung eignet sich bestens für erkrankte Kinder oder Menschen mit schweren chronischen Erkrankungen, um diese vor Energievampirismus durch das Umfeld zu schützen.

„Ich verschaffe mir Respekt bei meinen Mitmenschen"

Rezeptur Phylak Sachsen GmbH

- Urtica 1
- Viola tricolor 1
- Sarsaparilla 1
- Ruta graveolens 1
- Okoubaka aubrevillei 1
- Iris 1
- Sambucus nigra 1
- Sabal serrulatum 1
- Chelidonium majus 1
- Aralia racemosa 1
- Ruta graveolens 1
- Piper methysticum 1
- Pilocarpus 1

Dosierung. Sprühen Sie alle 4 Stunden einen Hub in Ihre Aura ein.

Wirkung. Diese Rezeptur hilft Ihnen, sich bei Ihrer Umwelt Respekt zu verschaffen. Die zusätzlich zur Basismischung enthaltenen Pflanzen geben Ihnen eine innere Stärke, die Ihnen hilft, auf eine distanzierte und abgrenzende Art und Weise Ihrer Umwelt gegenüberzutreten. Dadurch schaffen Sie Raum um sich, der Ihren Mitmenschen den nötigen Respekt abverlangt. Für Sie ist es dann einfach, sich abzugrenzen.

„Ich beziehe alle Ereignisse auf mich"

Rezeptur Phylak Sachsen GmbH

- Urtica 1
- Viola tricolor 1
- Sarsaparilla 1
- Ruta graveolens 1
- Okoubaka aubrevillei 1
- Iris 1
- Sambucus nigra 1
- Pulsatilla 1
- Crataegus 1

Dosierung. Als Spray alle vier Stunden einen Hub in die Aura einsprühen oder vor Prüfungen, Reden in der Öffentlichkeit, Begegnungen mit Menschenmassen und ähnlichen Situationen anwenden.

Wirkung. Diese Mischung ist dann genau richtig für Sie, wenn Sie sehr sensibel sind, alles auf sich beziehen und persönlich nehmen. Sie nehmen die schlechte Laune der Verkäuferin genauso persönlich wie die lachenden Personen am Nachbartisch im Restaurant. Sie glauben, dass das Lachen eigentlich nur Ihnen gelten kann und dass sich die Personen über Sie lustig machen. Diese Mischung schützt Sie wie die Grundmischung vor den Energien Ihrer Mitmenschen, stabilisiert jedoch darüber hinaus durch die erweiterte Zusammensetzung besonders sensible Charaktere. Die beiden zusätzlichen Pflanzen Pulsatilla und Crataegus verhindern, dass sehr sensible Personen in eine nicht gewünschte Resonanz mit dem Gegenüber treten.

Die Mischung kann auch sehr gut bei Liebeskummer eingesetzt werden, wenn die Begegnung mit dem Wunschpartner sehr schmerzhaft erlebt wird, sich regelmäßiger Kontakt jedoch nicht vermeiden lässt.

„Ich lebe ohne die Beeinflussung durch andere Meinungen"

Rezeptur Phylak Sachsen GmbH

- Drosera 1
- Okoubaka aubrevillei 1
- Mandragora officinalis 1
- Pulsatilla 1
- Okoubaka aubrevillei 1
- Mandragora officinalis 1

Dosierung. 3 × 3 Tropfen täglich.

Wirkung. Diese Mischung ist für extrem sensible Menschen geeignet, die unter dem Einfluss negativer Personen stehen. Diese Personen gehören oft zum persönlichen Freundes- oder Bekanntenkreis. Meist merken diese Menschen intuitiv, dass Sie sich gerade auf die nächsthöhere Bewusstseinsebene entwickeln, und versuchen, diesen Prozess aus Angst vor Verlust zu stören. Ihre Sensibilität wird angeregt. Sie spüren viel schneller, welche Energien Ihnen gut tun und welche nicht. Mit diesem Bewusstsein können Sie von vornherein viele Situationen umgehen, die Ihnen Energie abziehen würden.

! Wichtig: Falls Sie sich in einer Partnerschaft oder Freundschaft befinden, in der Sie merken, dass Sie wenig Energien vom Partner/Freund erhalten oder sogar Energie abgezogen bekommen, nehmen Sie von dieser Mischung alle vier Stunden drei Tropfen ein. Oft sind diese energetischen Ungleichgewichte in Beziehungen nur temporär und können nach der Einnahme dieser Mischung geklärt werden. Sprechen Sie bei Ihrem Gegenüber Ihre Beobachtungen in Bezug auf den Energievampirismus an. Oft reicht schon das Wissen darüber und Ihr Gegenüber kann sein Verhalten so ändern, dass möglichst keine Energie von Ihnen abgezogen wird. Sprechen Sie auch Möglichkeiten an, wie Ihr Gegenüber seine eigene Energiefrequenz erhöhen kann, so dass es erst gar nicht zum Energievampirismus kommt.

„Ich schütze mich bei der Begegnung mit anderen und gebe ihnen keine Chance, bei mir anzudocken“

Rezeptur Phylak Sachsen GmbH

- Urtica 1
- Viola tricolor 1
- Sarsaparilla 1
- Ruta graveolens 1
- Okoubaka aubrevillei 1
- Iris 1
- Sambucus nigra 1
- Viscum album 1
- Allium sativum 1

- Mandragora officinalis 1
- Pilocarpus 1
- Iris 1
- Ruta graveolens 1
- Eleutherococcus senticosus 1
- Iris 1
- Quercus 1

Dosierung. Als Spray alle 4–6 Std. einen Hub in die Aura einsprühen.

Wirkung. Hier haben Sie es mit der stärksten aller energetischen Schutzmischungen gegen parasitäre Energien von menschlicher Seite zu tun. Wenn Sie diese benötigen, haben Sie es im wahrsten Sinne des Wortes mit Vampiren zu tun. Zu den Vampiren gehören auch Meinungen von außen, die man Ihnen überstülpen möchte. Dies können Menschen sein, die eindringlich auf Sie einreden, oder Informationen, die einseitig beleuchtet weitergegeben werden, nur um einen bestimmten manipulativen Zweck zu verfolgen. Vampirismus tritt in vielfältigsten Formen auf.

Diese Rezeptur hilft Ihnen, wenn Sie das Gefühl haben, andere Menschen können sich leicht in Ihr energetisches Feld einklinken. Diese Menschen verweilen dort und stören erheblich Ihre seelische und emotionale Befindlichkeit. Sie träumen oft noch nachts von der Begegnung mit diesen Menschen oder denken noch tagelang über die Begegnung nach, ohne dies zu wollen. Die Personen führen quasi ein Eigenleben in Ihrer Aura.

Diese Mischung ist auch zu empfehlen, wenn in Partnerschaften einer der beiden Umgang mit Personen hat, die der andere Partner nicht leiden kann, und er immer wieder das Gefühl hat, dass nach einem Kontakt Anteile dieser Personen in der Aura des Partners geblieben sind und nun die Partnerschaft stören.

Beispiel. Die Ehefrau kommt von ihrer Mutter nach Hause zum Ehemann und dieser hat das unbewusste Gefühl, dass die Ehefrau Energie von ihrer Mutter mitgebracht hat. Nach solchen Besuchen gibt es dann oft über einen längeren Zeitraum Streit, den sich beide Partner im Nachhinein nicht rational erklären können.

Ein Hub von diesem Spray sowohl in die Raumluft als auch in die Aura der betroffenen Personen schafft Klarheit und reinigt alle Energien.

„Ich schütze mich vor den subtilsten Formen von Beeinflussung"

Rezeptur Phylak Sachsen GmbH

- Drosera 1
- Okoubaka aubrevillei 1
- Mandragora officinalis 1
- Pulsatilla 1
- Okoubaka aubrevillei 1
- Mandragora officinalis 1
- Podophyllum peltatum 1
- Eupatorium perfoliatum 1
- Iris 1

Dosierung. 3 × 3 Tropfen täglich.

Wirkung. Diese Mischung sensibilisiert Sie beim Umgang mit anderen Menschen und Situationen für eventuell auftretende Gefahren, die subtil vorhanden sind. Diese Mischung kann Ihnen zum Beispiel in folgenden Situationen behilflich sein:

- Sie haben einen neuen Partner kennen gelernt und haben manchmal trotz der vordergründigen Euphorie ein seltsames Gefühl, das Sie nicht zuordnen können.
- Sie haben Arbeitskollegen, die scheinbar nett sind, aber immer wieder erfahren Sie, dass im Hintergrund seltsame Dinge ablaufen, die zur vordergründigen Freundlichkeit nicht passen.
- Sie wollen ein Haus oder eine Wohnung kaufen und sind sich noch nicht sicher, da Sie sich bei der Besichtigung des Objekts teilweise beklommen gefühlt haben.
- Sie müssen schwerwiegende Entscheidungen treffen und können die ganze Situation nicht so recht einschätzen. Sie fühlen sich irgendwie unwohl und „beeinflusst", ohne zu wissen, warum.
- Gut geeignet zur Arbeit mit dem eigenen Schatten.

Sicher sind Sie schon an Orten gewesen, an denen Sie sich sehr unbehaglich fühlten, ohne es genauer benennen zu können. Vielleicht haben Sie Gegenstände berührt oder gesehen, die Ihnen unheimlich vorgekommen sind. Dann möchte Sie vermutlich Ihr Unterbewusstsein auf eine Gefahr aus der energetischen oder Geistwelt aufmerksam machen. In unserer zivilisierten Welt werden solche Phänomene oft als übertriebene Spinnerei von Kindern und sensitiven Personen abgetan. In früheren Zeiten wusste man um die Energie von Orten, Gegenständen und Energien aus der geistigen Anderswelt, die wir mit dem bloßen Auge nicht wahrnehmen können. Die Spagyrik kann Sie mit Mischungen schützen, die Sie an negativ aufgeladenen Orten versprühen oder auf Gegenstände auftragen.

Kurzfristige Neutralisierung von Räumen und Gegenständen

Dosierung. Geben Sie ein oder zwei Hübe aus der Sprühflasche in die Raumluft oder auf den Gegenstand.

Wirkung. Die versprühte Mischung neutralisiert für etwa 4–6 Stunden. So können Sie auch unterwegs oder in neuer Umgebung neutrale Zustände schaffen. Die Mischungen können Sie z. B. einsetzen:

- in Ihrem Hotelzimmer und in dem Bett, in dem Sie die Nacht verbringen
- in einem Raum, in dem Sie eine Prüfung ablegen
- in einem Raum, in dem Sie als Therapeut arbeiten
- für Ihre Kleidung, die Sie nach Aufenthalten an energetisch schlechten Orten neutralisieren möchten
- in Ihrem Auto nach einem Beinaheunfall oder wenn Sie im Mietwagen unterwegs sind
- nach einem Einbruch in Ihrer Wohnung, in der Sie jetzt negative Energie spüren.

Den Einsatzmöglichkeiten dieser Mischungen sind keine Grenzen gesetzt und Sie sollten diese Mittel auch nach Ihrem Bauchgefühl verwenden.

Langfristige Neutralisierung von Räumen und Gegenständen

Vielleicht möchten Sie fremde Räume oder Gegenstände wie Antiquitäten oder Secondhand-Kleidung, die Sie übernehmen, neutralisieren. Doch nicht nur gebrauchte Gegenstände oder Örtlichkeiten können eine immense Fremdenergie aufweisen. Denken Sie an die unmenschlichen Arbeitsbedingungen in asiatischen Ländern, unter denen für den Westen billigst produziert wird, oder an die Arbeitsbedingungen auf Baustellen, wo Menschen ausgebeutet werden oder durch fehlende Schutzmaßnahmen zu Tode kommen. Entwickeln Sie ein Gefühl für alle Dinge, mit denen Sie umgehen, und vermeiden Sie Fremdenergien durch bewusstes Einkaufen und Aussuchen der Gegenstände.

Schutz vor negativen Energien an Orten und Gegenständen

☝ Tipp: Alle Gegenstände, mit denen Sie sich umgeben, strahlen eine bestimmte Art von Energie aus, der Sie sich aussetzen. Überlegen Sie deshalb genau, was Sie besitzen wollen und müssen. Vereinfachen Sie Ihr Leben, indem Sie sich auf das Notwendige beschränken. Damit setzen Sie Energien frei für die Menschen und Dinge, die Ihnen wirklich wichtig sind, und vermeiden automatisch das unbewusste Anhäufen von Fremdenergien. Um mit negativen Fremdenergien energetisch belastete Gegenstände oder Räume vollständig zu neutralisieren, müssen Sie das Spray an 42 Tagen hintereinander lückenlos anwenden. Sprühen Sie zuerst einen Hub aus der Flasche in Ihre Aura, so dass Sie geschützt sind, und visualisieren Sie einen schützenden Kokon aus reinem, weißem Licht. Sprechen Sie während der Anwendungen ein Gebet, wie z. B. das Vaterunser, und schicken Sie die Energie – meist ist es die Energie verirrter Seelen – ins Licht und befreien Sie sie somit von ihrem dunklen, gebundenen Erdendasein. Bleiben Sie während des gesamten Vorgangs angstfrei und seien Sie sich bewusst, dass Sie sich durch die Mischung und das Gebet in einem Schutzkokon befinden.

Neutralisierung von Räumen

Versprühen Sie in jedem Raum jeweils einen Hub aus der Originalflasche in jede Ecke des Raumes und zum Schluss in die Mitte. Die vier Ecken eines Raumes symbolisieren die vier Himmelsrichtungen, aus denen Energien und die vier Elemente Erde, Feuer, Wasser und Luft auf Sie zukommen können. Machen Sie dies in allen Räumen und geben Sie vor und nach den Anwendungen einen Hub aus der Sprühflasche über Ihren Kopf. Vergessen Sie während der ganzen Prozedur Ihr Schutzgebet nicht!

Wenn Sie der Meinung sind, dass die Räume extrem belastet sind, bitte an 42 Tagen lückenlos hintereinander neutralisieren.

Neutralisierung von Gegenständen

Sprühen Sie die zu behandelnden Gegenstände je nach Größe mit mehreren Hüben aus der Sprühflasche ein. Vergessen Sie hierbei Ihre Licht-Visualisation und Ihr Gebet nicht. Falls Sie Schutzamulette an Ihrem Körper tragen, sollten Sie bedenken, dass diese je nach Material und Beschaffenheit mehr oder weniger schnell die Energien speichern, die Sie eigentlich neutralisieren sollen. Da Amulette nach einer Überladung die bis dahin gespeicherte negative Energie wieder abgeben, sollten Sie sie besonders häufig und intensiv reinigen oder prüfen, ob es sinnvoll ist, sie bei sich zu tragen.

Schwierige Fälle

Bei manchen Räumen oder Gegenständen führt das Spray allein nicht zum gewünschten Erfolg. Wahrscheinlich waren die Ereignisse, die zur Besetzung dieser Räumlichkeiten und Dinge geführt haben, so gewaltig, dass Sie als Normalsterblicher mit der Befreiung dieser Energien überfordert sind.

! Cave: Wenn Sie sich mit der Vorgehensweise nicht völlig sicher sind, wenden Sie sich an eine erfahrene Person oder einen Priester oder Pfarrer Ihrer Gemeinde. Das Segnen und Weihen von Räumen und Gegenständen, um glückliche Umstände herabzubeschwören, sind offizieller Bestandteil von kirchlichen Ritualen.

Wenn Sie sich unsicher sind, ob eine Neutralisation möglich ist, trennen Sie sich vielleicht besser von dem Gegenstand oder der Örtlichkeit.

Tipp: Wenn Sie in den unten aufgeführten Mischungen die Pflanze Pilocarpus ergänzen lassen, erhöht sich automatisch die Energie des Ortes, an dem das Spray verwendet wird. Durch die Erhöhung der Energie kann es dann spontan passieren, dass bis dahin nicht zu reinigende Örtlichkeiten oder Gegenstände neutralisiert werden können.

„Ich schütze mich an fremden Orten"

Rezeptur Phylak Sachsen GmbH

- Chelidonium majus 1
- Iris 1
- Thuja occidentalis 1
- Rauwolfia serpentina 1
- Okoubaka aubrevillei 1
- Euphrasia 1
- Azadirachta indica 1
- Sambucus nigra 1

Dosierung. Die Dosierung hängt von der genauen Anwendung ab. Sie richtet sich unter anderem danach, ob Sie eine kurz- oder eine langfristige Neutralisierung wünschen und wie stark der Ort belastet ist.

Wirkung. Hierbei handelt es sich um ein universelles, starkes Schutzspray für Orte und Gegenstände. Die anwendenden Personen müssen nicht besonders gläubig oder spirituell orientiert sein. Die Örtlichkeiten oder Gegenstände sind nicht sehr stark durch Ereignisse aus der Vergangenheit belastet. Das können zum Beispiel Hotelzimmer sein, gebrauchte Kleidung oder Gegenstände, über deren Herkunft Sie informiert sind.

„Ich schütze mich und kann mich abgrenzen“

Rezeptur Phylak Sachsen GmbH

- Chelidonium majus 1
- Iris 1
- Thuja occidentalis 1
- Rauwolfia serpentina 1
- Okoubaka aubrevillei 1
- Euphrasia 1
- Nux vomica 1
- Sambucus nigra 1
- Viola tricolor 1

Dosierung. Die Dosierung variiert entsprechend der Anwendung.

Wirkung. Diese Mischung nehmen Sie, wenn Sie sehr sensibel und gläubig sind. Besonders geeignet ist sie für Kinder. Sie wird Ihre Psyche und Ihre Spiritualität optimal schützen. Setzen Sie diese Mischung vor Meditationen zur besseren Konzentration ein oder um Ihre Aufmerksamkeit und Ihr Bewusstsein zu erhöhen und Ablenkungen zu vermeiden. Diese Mischung setzen Sie primär an Orten ein, die Ihnen bekannt sind und deren Geschichte Sie weitestgehend kennen. Falls Sie Probleme damit haben, sich von Dingen oder Menschen abzugrenzen, können Sie diese Mischung in einer Flasche am Körper tragen oder Sie führen einen mit dieser Mischung energetisierten Gegenstand, den Sie mindestens einmal am Tag besprühen, als Begleiter mit.

„Ich schütze mich vor Flüchen, Verwünschungen und Besetzung durch fremde Energieformen“

Rezeptur Phylak Sachsen GmbH

- Catharanthus roseus 1
- Iris 1
- Tropaeolum majus 1
- Rauwolfia serpentina 1
- Okoubaka aubrevillei 1
- Euphrasia 1
- Azadirachta indica 1
- Solidago virgaurea 1
- Vaccinium myrtillus 1
- Lycopodium clavatum 1
- Juniperus communis 1

Dosierung. Die Dosierung variiert entsprechend der Anwendung.

Wirkung. Hier handelt es sich um stärkste Formen von Fremdenergien: Schwarze Magie oder Räumlichkeiten nach schwarzmagischen Ritualanwendungen, Eifersucht, Verwünschungen, Flüche oder etwa ein Zimmer, in dem jemand Selbstmord begangen hat. Auch bei Besetzungen mit niedrigsten Energieformen oder mit Geistern Verstorbener, die den Weg ins Licht noch nicht gefunden haben, ist diese Mischung einsetzbar.

Mit dem Zusatz von Pilocarpus können Sie probieren, Räume oder Gegenstände zu reinigen, die bis dato nicht zu reinigen waren. Die Anwendung muss über 42 Tage erfolgen. Und vergessen Sie dabei auf keinen Fall, sich durch ein starkes Gebet zu schützen!

„Ich schütze mich vor Magnet- und Elektrostrahlungen"

Rezeptur Phylak Sachsen GmbH

- Urtica 1
- Viola tricolor 1
- Sarsaparilla 1

Dosierung. Als Spray anwenden wie in der Einführung zu diesem Kapitel angegeben.

Wirkung. Dieses Spray hilft Ihnen, wenn Sie ständig Magnet- oder Elektrostrahlungen ausgesetzt sind. Das kann die Arbeit am Computer sein oder der regelmäßige Aufenthalt in Autos mit Handy und Navigationssystem. Vielleicht sind Sie auch beruflich gezwungen, häufig Handys oder Elektrogeräte mit sich herumzutragen. Sprühen Sie mehrmals am Tag einen Hub in Ihre Aura. Dies ist besonders wichtig im Auto, da dort Elektrogeräte und deren Strahlung wie in einem Faradayschen Käfig wirken.

„Ich schütze mich, wenn ich energetisch verwundbar bin"

Rezeptur Phylak Sachsen GmbH

- Chelidonium majus 1
- Iris 1
- Thuja occidentalis 1
- Rauwolfia serpentina 1
- Okoubaka aubrevillei 1
- Euphrasia 1
- Azadirachta indica 1
- Sambucus nigra 1
- Viola tricolor 1

Dosierung. Die Dosierung variiert entsprechend der Anwendung.

Wirkung. Diese Mischung ist primär für spirituelle und gläubige Menschen geeignet. Durch die Zugabe von Pilocarpus am Ende der Mischung kann die Ortsenergie oder die Energie eines damit behandelten Gegenstandes erhöht werden. Die Mischung schützt bei Ritualen, bei Konzentration und Meditation. Ebenso ist sie für Menschen geeignet, die therapeutisch mit anderen Leuten arbeiten.

„Ich schütze mich in meinem Raum"

Rezeptur Phylak Sachsen GmbH

- Chelidonium majus 1
- Iris 1
- Thuja occidentalis 1
- Rauwolfia serpentina 1
- Okoubaka aubrevillei 1
- Euphrasia 1
- Azadirachta indica 1
- Sambucus nigra 1
- Sabal serrulatum 1
- Chelidonium majus 1
- Aralia racemosa 1
- Ruta graveolens 1
- Piper methysticum 1
- Pilocarpus 1

Dosierung. Die Dosierung variiert entsprechend der Anwendung.

Wirkung. Diese Rezeptur ist geeignet, wenn Sie zum Beispiel in gemeinschaftlich genutzten Räumen arbeiten oder sich aufhalten, um für die Dauer des Aufenthaltes geschützt zu sein. Durch das in der Mischung vorhandene Pilocarpus wird die direkte Umgebungsenergie erhöht.

! Cave: Egal von welchen Energien Sie sonst umgeben sind, wenden Sie dieses Spray nur sehr punktuell an! Auf keinen Fall alle Räume aussprühen, sondern nur den von Ihnen hauptsächlich genutzten Bereich.

Im Buch enthaltene Rezepturen

AMT

Achillea millefolium

Malva silvestris

Taxus baccata

ICM

Iris

Convallaria majalis

Malva silvestris

TCT

Tilia

Chelidonium majus

Nicotiana tabacum

FOQ

Fagopyrum esculentum

Okoubaka aubrevillei

Quercus

QOF

Quercus

Okoubaka aubrevillei

Fagopyrum esculentum

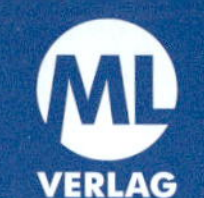

Roland Lackner

Spagyrik in Balance

Band 2: Hormone in Balance

Der zweite Band der Reihe **Spagyrik in Balance** behandelt das Thema Hormone und hormonelle Störungen. Der Mensch, der aus seinem inneren und äußeren Gleichgewicht gekommen ist, ist Symbol für eine Gesellschaft, die nicht mehr in Zusammenhängen denken kann, und deshalb stark gefährdet ist, fatalistisches Gedankengut als „normal" zu betrachten. Der Mensch als Einheit von Körper, Geist und Seele wird dann ebenso wenig wahrgenommen wie der Mensch als Teil des kosmischen Ganzen, dessen Handeln Auswirkungen auf die ganze Welt und letztendlich wieder auf sich selbst hat.

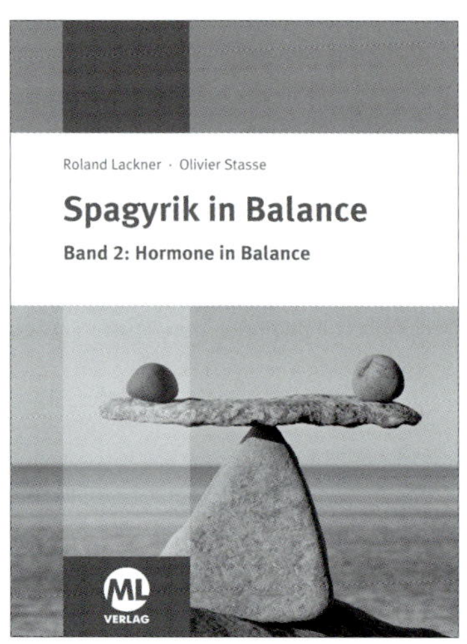

In diesem Buch lernen Sie das Hormonsystem als ein sehr empfindliches, fast schon seismographisch funktionierendes Instrument Ihres Körpers kennen. Gleichzeitig wird auch die Organsprache des hormonellen Systems dargestellt.

1. Auflage 2015, 88 Seiten
ISBN 978-3-945695-06-7
19,95 Euro

Roland Lackner

Energetische Spagyrik – Pflanzenkarten

Auf 96 Karten werden die Pflanzenessenzen der Firma Phylak vorgestellt. Jede Karte zeigt eine Pflanze samt ihrer Eigenschaften und ihrer Botschaft.

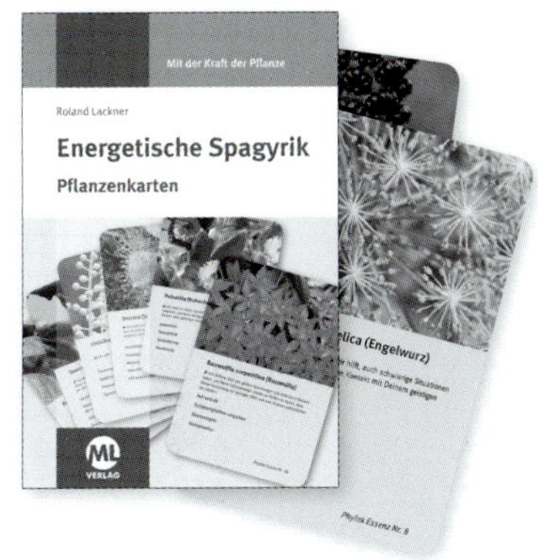

2. Auflage 2014, 96 Karten
ISBN 978-3-944002-76-7
34,95 Euro

Roland Lackner

Energetische Spagyrik – Rezeptkarten

Die Karten verweisen auf häufige emotionale, seelische und geistige Probleme und unterstützen den Therapeuten dabei, einen neuen Zugang zum Patienten zu finden.
Zu jedem Stimmungsbild werden passende Rezepturen vorgeschlagen und ihre Wirkung beschrieben. Die Mischungen beziehen sich auf die Essenzen der Firma Phylak Sachsen.

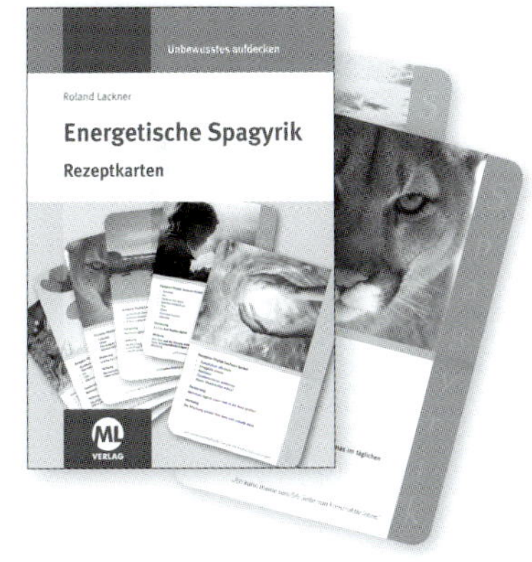

2. Auflage 2015, 102 Karten
ISBN 978-3-945695-04-3
32,00 Euro

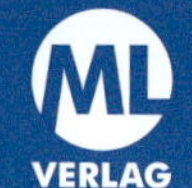

Roland Lackner

Zähne und Spagyrik

„An jedem Zahn hängt immer auch ein ganzer Mensch ..."

Mundgeruch, Zahnfleischbluten und Karies sind keine isolierten Probleme der Mundhöhle, sondern betreffen den ganzen Menschen – mit seinen Organsystemen und deren Störungen, mit seinen seelischen und geistigen Befindlichkeiten. Und nicht zuletzt: mit seinem sozialen und gesellschaftlichen Status.
Roland Lackner erklärt, wie Patient und Therapeut von der ganzheitlichen Betrachtung der Zähne profitieren.

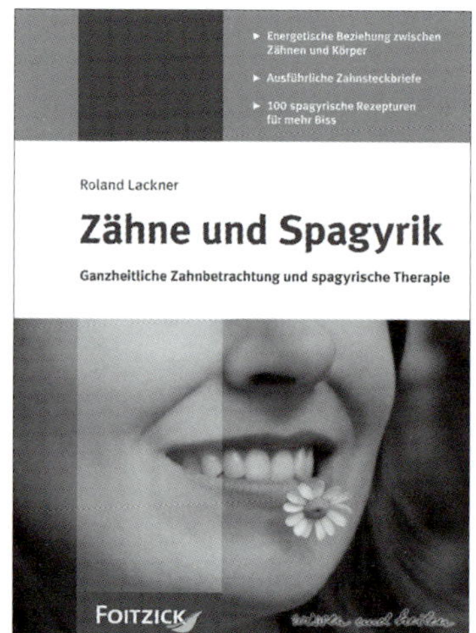

- Die geheime Botschaft der Zähne – wie Zähne und Körper aufeinander wirken
- Jeder Zahn im Visier – Einzelsteckbriefe mit spezifischer Zahnrezeptur, Beziehung zum Körper und Portrait derzugeordneten Heilpflanze
- Von A wie „Angst vor dem Zahnarzt" bis Z wie „Zahnungsbeschwerden" – spagyrische Rezepturen für mehr Biss
- Über 130 Abbildungen machen das Lehrbuch anschaulich und verständlich

2012, 208 Seiten
ISBN 978-3-929338-90-4
32,00 Euro

Weitere Fachliteratur unter www.ml-buchverlag.de!